Katharina Henz / Claudia Bernt

99½ Tipps

für Paartherapeut:innen

Die wichtigsten Konzepte,
Tools und Interventionen

VANDENHOECK & RUPRECHT

Mit 7 Abbildungen und 2 Tabellen

Bibliografische Information der Deutschen Nationalbibliothek:
Die Deutsche Nationalbibliothek verzeichnet diese Publikation in der Deutschen Nationalbibliografie; detaillierte bibliografische Daten sind im Internet über https://dnb.de abrufbar.

Umschlagabbildung: Adela Belovodjanin/shutterstock.com
Satz: SchwabScantechnik, Göttingen
Druck und Bindung: Beltz Grafische Betriebe GmbH, Bad Langensalza
Printed in the EU

Vandenhoeck & Ruprecht Verlage | www.vandenhoeck-ruprecht-verlage.com
E-Mail: info@v-r.de

ISBN 978-3-525-40016-6

Inhalt

»Niemand hat die Beziehung, die er verdient.
Auch unsere Partner nicht.«
(Ulrich Clement)

Wie wir aus der Not eine Tugend machten – anstelle einer Einleitung

Dass es dieses Buch überhaupt gibt, verdanken wir einer Überforderung: Als wir vor vielen Jahren und ungefähr zur gleichen Zeit begannen, mit Paaren zu arbeiten, stürzten wir uns voller Enthusiasmus in die ersten Beratungs- und Therapiestunden – und stießen sehr schnell an die für Anfänger:innen typischen Grenzen. Paare forderten unsere Unparteilichkeit heraus (»Was sagen Sie, so kann man mit seinem Partner doch nicht umgehen?!«), sie fachten unsere Selbstzweifel an (»Also wirklich besser wird hier nix, eher im Gegenteil.«) und einige luden uns angesichts eines unaufhaltbaren Tsunamis an gegenseitigen Vorwürfen sogar ein, das Handtuch zu werfen. Um bei solchen Herausforderungen handlungsfähig zu bleiben und mehr Vertrauen in die eigenen Kompetenzen zu gewinnen, gründeten wir eine Notgemeinschaft. Wir nannten sie damals Intervisionsgruppe und starteten sie mit noch zwei weiteren Kollegen. In der Gruppe erzählten wir einander in unzähligen Stunden von unseren Erfahrungen, stärkten einander in besonders heiklen Momenten den Rücken, bereiteten miteinander Stundenkonzepte für die Paarberatung vor und versuchten, die Geschehnisse aus den Therapieeinheiten zu verstehen, über Versuch und Irrtum in unserem eigenen beraterischen Tun zu lernen und in unseren Kompetenzen zu wachsen. Parallel dazu nahmen wir an Fortbildungen teil und durchpflügten alles an paartherapeutischer Literatur, was uns damals in die Hände kam. Einerseits mangelte es uns einfach an Erfahrung. Andererseits fehlte uns aber noch viel mehr der rote Faden – sowohl für einzelne Stunden als auch für den gesamten Beratungsprozess. Wir hatten zu wenige Tools und Ideen, um die Komplexität managen und passgenau hilfreich intervenieren zu können. In den Büchern erfahrener Kolleg:innen hofften wir die ersehnte Weisheit zu finden, allein die verfügbaren Fachbücher erschienen uns nur bedingt nützlich. Die Literatur erschloss sich für uns erst im Nachhinein. Unzählige Paartherapiegespräche später begriffen wir, wie die Konzepte der Kolleg:innen zu verstehen waren. Es zeigte sich, dass wir zu Beginn selbst mit den verfügbaren Fachbüchern überfordert waren. In dieser Anfangszeit waren vor allem die gemeinsamen Reflexionen hilfreich – nach und nach bemerkten wir, dass es weniger bestimmte Tools waren, die uns arbeitsfähig machten, sondern vielmehr eine bestimmte Haltung den Paaren gegenüber und eine Art innerer roter Faden für unser Tun. So erarbeiteten wir uns über die Jahre einen ansehnlichen Pool an hilfreichen Haltungen, Konzepten, Ideen sowie Techniken und Interventionen.

Irgendwann entstand die Idee, unser Wissen zu teilen. Das erste Wiener Paarcurriculum – eine Weiterbildung für Psychotherapeut:innen und Berater:innen aller Schulen zum Thema Paartherapie und -beratung – wurde geboren. Mittlerweile gibt es das Wiener Paarcurriculum seit mehreren Jahren und Zulauf und Interesse sind ungebrochen. Die Rückmeldungen der Teilnehmenden haben uns ermutigt, während der didaktischen Aufbereitung unseres Erfahrungsschatzes (viele Handouts, Fallvignetten, Leitfäden etc.) das Wissen noch in einer weiteren schriftlichen Form zu komprimieren. Unser Ziel war es, genau das Buch zu schreiben, das wir am Beginn unserer Arbeit als Paartherapeutinnen selbst gern gehabt hätten. Insofern ist dieses Buch in erster Linie für Anfänger:innen geschrieben, für Personen, die gerade im beraterischen oder therapeutischen Kontext starten, Paare professionell zu begleiten. Aber auch Fortgeschrittene und vielleicht sogar hartgesottene Profis finden in unserem Buch möglicherweise die eine oder andere Anregung, die sie gern mal ausprobieren möchten.

Wo unser Buch in der paartherapeutischen Bibliothek einzuordnen ist

Paartherapie ist wie Psychotherapie vielgestaltig: Was Menschenbilder und Grundkonzepte betrifft, ist eine Verhaltenstherapie kaum mit einer Psychoanalyse zu vergleichen, und doch sind, was die Wirkung betrifft, die Differenzen zwischen den einzelnen Ansätzen vernachlässigbar, wie das berühmte Dodo-Bird-Verdikt von Luborsky besagt: »Everyone has won and all must have prizes« (Luborsky, Singer u. Luborsky, 1975, S. 39). Gleiches gilt auch für die Paartherapie: Die Wirkung der unterschiedlichen Ansätze ist ähnlich, bei den Konzepten und Herangehensweisen gibt es aber beträchtliche Unterschiede. So stellt etwa die Emotionsfokussierte Paartherapie die Bindungssicherheit in den Fokus ihrer Überlegungen und Konzepte (Johnson, 2009). In der integrativen Verhaltenstherapie für Paare steht emotionale Akzeptanz im Vordergrund (Jacobson u. Christensen, 1996). Imago-Paartherapie versucht den Partner:innen zu helfen, verletzte Kindanteile zu heilen bzw. zu integrieren (Hendrix, 2009). In der von uns praktizierten systemischen Paartherapie steht die Idee einer positiven Musterunterbrechung im Zentrum. Wir gehen davon aus, dass Paare Muster koproduzieren: manchmal bekömmlichere, manchmal weniger bekömmliche. Diese weniger bekömmlichen Muster zu identifizieren, zu unterbrechen und zu transformieren ist die Kernidee unserer Arbeit. Damit stellen wir uns in die Tradition vieler kluger systemischer Paar- und Familientherapeut:innen vor uns, denn wir wollen keinen ganz neuen Ansatz erfinden. Unser Anliegen ist es, die nützlichsten unter den in der Praxis erprobten Konzepten auszuwählen, sie mit einem roten Faden zu verbinden und mit vielen Beispielen und Fallvignetten zu veranschaulichen. Dennoch sind einige der Konzepte aus unserem Buch neu. So wurde, soweit wie wir es überblicken, noch nie etwas zu Teilearbeit in der Paartherapie publiziert und auch der Vulnerabilitäts-Schutz-Zirkel liegt bei uns erstmals auf Deutsch vor. Wichtig ist uns, zu betonen, dass wir für dieses Buch unser Wissen nicht nur aus uns selbst geschöpft haben, sondern zusätzlich von vielen systemisch arbeitenden Kolleg:innen inspiriert wurden. Als Inspirationsquelle wollen wir besonders Ulrich Clement, Angelika Eck, Konrad Grossmann, Karina Kehlet-Lins, Arnold Retzer und Gunter Schmidt hervorheben.

Vom Kleinen ins Größere: unser Zwiebelprinzip

Weil viele Ideen in mehreren Abschnitten einer paartherapeutischen Reise nützlich sein könnten, finden sich im Buch viele Querverweise zwischen den Kapiteln. Viele der Tipps bauen aufeinander auf.

Uns leitet dabei eine Art Zwiebelprinzip, denn auch unsere Idee von Paartherapie ähnelt einer Zwiebel (Abbildung 1): Ausgehend von einem Kernkonzept stellt jede Zwiebelschicht eine Interventionsebene dar. Den Kern bildet die Haltung der Therapeut:innen, also ein Mix aus professionellen Grundeinstellungen und Überzeugungen. Mit dieser *Haltung* (1) treten wir Paaren gegenüber und investieren erstmal viel Energie in die *Auftragsklärung* (2). In einem nächsten Schritt bemühen wir uns um eine *Kontextualisierung und*

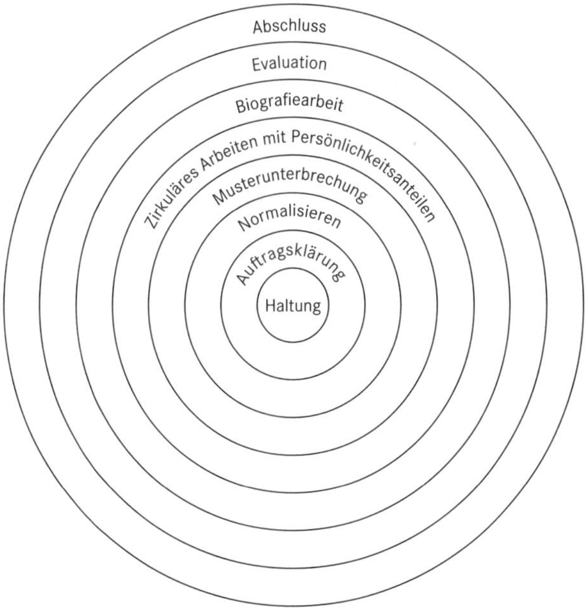

Abbildung 1: Zwiebelprinzip

Normalisierung (3) des vom Paar geschilderten Problems. Wenn das für das Paar noch keine zufriedenstellende Änderung bewirkt, versuchen wir, das *Interaktionsmuster* (4) des Paares zu erkennen, sichtbar zu machen und zu unterbrechen. Ist immer noch keine Zielerreichung in Sicht, schalten wir die nächste Ebene dazu: das *zirkuläre Arbeiten mit Persönlichkeitsanteilen* (5). Falls die problematische Koproduktion besonders hartnäckig ist, ist es mitunter sinnvoll, *die biografischen Muster* (6) der Partner:innen sichtbar zu machen und wechselseitig um Verständnis für lebensgeschichtliche Prägungen zu werben. Erst wenn alle diese Möglichkeiten ausgeschöpft sind, machen wir eine *Prozessevaluation* (7): Wurde das paartherapeutische Ziel erreicht? Wenn nicht, wie optimistisch sind alle Beteiligten bezüglich einer Verbesserung? Sollte man nicht auch über Trennungsbegleitung nachdenken? Egal ob es dann in Richtung Stabilisierung oder Trennung geht, der letzte Schritt ist das *Beenden der Paartherapie* (8).

In manchen paartherapeutischen Begleitungen ist die Zwiebel sehr klein (z. B. weil einige wenige minimalinvasive Interventionen schon ausreichen, etwas zu normalisieren) und manchmal groß.

Noch ein Wort zur Haltung

Vielleicht wirkt es ein wenig widersprüchlich, wenn in einem Buch, das »99 ½ Tipps« im Titel führt, gleich mal vorweg über Haltung geschrieben wird. Aber wir sind überzeugt, dass die Haltung, mit der wir Paaren gegenübertreten, das A und O gelungener Paartherapie ist. Die Haltung ist die Summe aller Einstellungen und Überzeugungen, die sich Paartherapeut:innen wie einen Arbeitsmantel anziehen, um professionell agieren zu können. Unsere Einstellungen beinhalten den Standpunkt einer absoluten Neutralität (Allparteilichkeit), eine gewisse Gelassenheit (als verantwortungsvolle Paartherapeutinnen können wir nichts falsch, aber dafür vieles sichtbar machen) und eine ehrliche Neugier (wir sind professionelle Fragenstellerinnen). Und wir sind davon überzeugt, dass jede Paardynamik eine Koproduktion ist und Kommunikationen einander bedingen (Prinzip der Zirkularität) bzw. dass Paartherapie immer und auf jeden Fall musterunterbrechend wirkt. Mit der beschriebenen Haltung gibt es kaum eine Situation, die uns noch aus dem Konzept bringt. Denn wenn wir eines gelernt haben im Laufe unserer Arbeit mit Paaren, dann das, dass keine Paartherapie wie aus dem Lehrbuch verläuft: Mit Störungen ist zu rechnen.

Setting & Co: Mache es passend!

Vielleicht fragen sich einige, warum wir nichts über das paartherapeutische Setting geschrieben haben, also die Häufigkeit und Dauer einer Paartherapie bzw. das Sitzarrangement. Die Antwort ist ganz einfach: Weil es dazu keine endgültige Wahrheit gibt. Wir arbeiten gern im Abstand von etwa vier bis fünf Wochen mit Paaren. Aber wir haben Kolleg:innen, die wunderbare Ergebnisse erzielen, wenn sie Paare 14-tägig einbestellen. Ebenso sind noch größere zeitliche Abstände denkbar, etwa alle zwei Monate. Unser Vorschlag lautet deshalb: Mache es passend! Das Setting muss vor allem für die Therapeut:innen und die jeweiligen Paare stimmig sein. Das gilt auch für die räumliche Anordnung. Ob du als Therapeut:in dem Paar gegenübersitzt oder einige Stühle lose im Kreis verteilt sind – die Person im Raum, die sich am wohlsten fühlt, solltest immer du sein!

Die Buffet-Idee

Ganz am Schluss dieser Einleitung noch eine kleine Leseempfehlung: Alle unsere Tipps sind wie Speisen auf einem All-you-can-eat-Buffet zu verstehen: Jede:r nimmt sich das auf den Teller, was ihm oder ihr am besten schmeckt. In diesem Sinne wünschen wir viel Freude beim Kosten und Ausprobieren!

Tipp 1
Sei dir bewusst, deine Haltung steuert dein Verhalten

Tipp 1 ist eigentlich gar kein Tipp, sondern eine Feststellung: Systemische Paartherapie, wie wir sie verstehen, definiert sich vor allem durch die Haltung der Therapeut:innen. Der schönste Werkzeugkoffer ist nicht hilfreich, wenn ich keinen Plan habe, wie ich ein Werkstück bearbeiten will. Bitte nicht falsch verstehen: Wir lieben starke Schrauben, scharfe Sägeblätter, feinkörniges Sandpapier und manchmal auch den Vorschlaghammer – aber gute Paartherapie lebt nicht von den Tools und Werkzeugen, sondern von der Prozess- und Steuerungskompetenz der Therapeut:innen. Es gibt keine richtigen oder falschen, guten oder schlechten Werkzeuge oder Interventionen – es kommt vielmehr darauf an, was man erreichen will und dafür dann das Richtige auszuwählen. Bei dieser Entscheidung spielt die Haltung von uns Therapeut:innen eine wichtige Rolle.

Zur richtigen Haltung gehört

- absolute Neutralität (→ Tipp 5);
- das Verständnis, dass jede Paardynamik eine Koproduktion ist (→ Tipp 10);
- die Überzeugung, dass Kommunikationen einander bedingen (→ Tipp 8);
- Verantwortung für den Prozess, aber nie für das Ergebnis zu übernehmen (→ Tipp 9);
- das Wissen, dass man bei einem respektvollen und empathischen Begleiten nichts falsch, sondern höchstens etwas sichtbar machen kann;

- eine gute Portion Gelassenheit und Zuversicht, ausreichend Neugier und ab und an eine Prise Humor.

Auf den Punkt gebracht:

Wenn du im paartherapeutischen Prozess ins Trudeln oder Stocken kommst, überprüfe einfach deine Haltung:

- Bist du noch neutral oder schenkst du einem der Partner:innen mehr Glauben als dem:der anderen?
- Glaubst du noch an Zirkularität oder suchst du nach Ursachen?
- Fühlst du dich schuldig, weil die Distanz zwischen dem Paar immer größer wird, oder bleibst du gelassen, weil du weißt, dass du nicht für das Ergebnis verantwortlich bist?

Tipp 2
Denke in Bildern – systemische Paartherapie ist wie Kunstschnitzen

Systemische Paartherapie ist wie Kunstschnitzen – das ist natürlich eine Metapher, übrigens eine gern verwendete Methode in der systemischen Paartherapie (→ Tipp 17) – und jedes Holz verhält sich dabei anders, kein Werkstück gleicht dem anderen. Das ist wahrscheinlich der größte Unterschied zu anderen paartherapeutischen Konzepten. Wir vermitteln keine formalisierten Abläufe oder standardisierten Vorgehensweisen. In der systemischen Paartherapie lernst du, Hölzer einzuschätzen, bekommst du Ideen, wie man die ersten Formen im Holz sichtbar macht und wie man bereits angelegte Feinheiten herausarbeitet. Wann welche Technik einzusetzen ist, kann von Werkstück zu Werkstück variieren. Manchmal reicht schon ein leichtes Abtragen der obersten Schicht mit Sandpapier, und manchmal wird in schier unendlichen Arbeitsgängen gehobelt, gesägt, geschnitzt und geschleift, bis das Holz in der richtigen Form ist. Wir finden, das macht das »systemische paartherapeutische Kunstschnitzen« enorm spannend und abwechslungsreich.

Auf den Punkt gebracht:

- Finde zu Beginn eines neuen paartherapeutischen Prozesses heraus, ob du es bei dem Paar mit Buchen-, Kiefern-, Mahagoni- oder Rosenholz zu tun hast. Jedes Paar hat seine eigene Charakteristik. Ein extrem harmoniebedürftiges Paar ist anders zu begleiten als zwei Streithähne. Erspüre die Grundstimmung des Paares, bekomme ein Gefühl für die beiden und damit erste Hypothesen, wie diese Zwei ticken.

- Systemische Paartherapie produziert keine vom Geschmack der Therapeut:innen bestimmten Kunstwerke, sondern Auftragsarbeiten.
- Es gibt kein standardisiertes Verfahren, nach dem gearbeitet wird – systemische Paartherapie lebt sehr viel von professioneller Improvisation.
- Benutze deine therapeutischen Vorerfahrungen und Skills – auf Bali schnitzt man anders als in Bayern.
- Du darfst ruhig eine Vorliebe für bestimmte Bearbeitungstechniken haben oder sogar mitbringen.
- Du kannst und sollst im Verlauf der Monate und Jahre deine eigene Stilistik entwickeln. Manche Werkzeuge wirst du dir dafür vielleicht selbst anfertigen, manche aus diesem Buch für dich passend machen.

Tipp 3
Erhöhe deine Frustrationstoleranz

Systemische Paartherapie ist oft ein schwieriges und herausforderndes Setting, und auch eine große Zahl von Studien belegt eine im Vergleich zur Einzeltherapie tendenziell hohe Abbruchrate: Paartherapie hat deutlich geringere Therapieerfolge bei 1) einem sehr hohen Maß an partnerschaftlicher Unzufriedenheit zu Therapiebeginn und bei 2) hoher Ausprägung depressiver Symptomatik bei zumindest einem der Partner:innen (Klann u. Hahlweg, 1994). Zudem ist die Reaktualisierung des Problems in der systemischen Paartherapie viel intensiver, weil Problemhaftes nicht nur (erzählter) Gegenstand des gemeinsamen Gesprächs ist. Durch die spezifische Form im Hier und Jetzt wird das Erzählte unmittelbar in den Raum gebracht und so für alle Beteiligten spürbar. Durch die szenische Verdoppelung entsteht quasi eine Problemaktualisierung in »3-D«. Eine neutrale Vogelperspektive einzunehmen, ist für ein unglückliches Paar kaum noch möglich. Für eine überforderte Therapeutin oder einen überforderten Therapeuten gilt dasselbe. Daher ist es für uns Profis wichtig, mit hochemotionalen Dialogen zu rechnen und uns gleichzeitig von der starken Emotionalität nicht irritieren zu lassen.

Auf den Punkt gebracht:

Wir wollen dich mit diesem Tipp nicht verschrecken, sondern dich im Gegenteil auf diese schwierigen Erfahrungen, die für Anfänger:innen oft entmutigend sein können, vorbereiten. Denn wer weiß, dass es auf der Wanderung auch ein Gewitter geben könnte, wird seinen Rucksack umsichtiger packen als diejenigen, die eine gute Wetterprognose im Sinn haben.

Besondere Frustrationstoleranz brauchst du,

- wenn in der Paarbeziehung eine vermeintliche Unverzeihlichkeit passiert ist (z. B. Gewalt, Betrug, Loyalitätsbruch),
- wenn eine:r der Partner:innen ein Geheimnis nicht preisgibt,
- wenn das Bewusstsein über den Ernst der Lage (den kritischen Punkt, an dem sich die Beziehung befindet) zwischen den Partner:innen unterschiedlich ausgeprägt ist,
- wenn der Paarkonflikt stark chronifiziert ist und die Paartherapie bei dir als »letzte Rettung« bezeichnet wird,
- wenn die Veränderungsmotivation beim Paar ungleich verteilt ist,
- wenn kaum Wertschätzendes übereinander gesagt werden kann,
- wenn eine:r der beiden (oder beide) deutliche Persönlichkeitsakzentuierungen zeigt und sich schwertut, den eigenen Anteil zu erkennen.

Tipp 4
Übe dich im Wechselspiel zwischen Pacing und Leading

Um den Prozess der Paargespräche effizient zu steuern und zu gestalten, nutzen wir als eine unserer Gesprächsgrundlagen das Konzept von Pacing und Leading.

Pacing bedeutet, die Welt durch die Augen der anderen Person zu sehen und zu verstehen. Wir wollen ihre »innere Landkarte« erkunden, also ihr Denken, ihre Sichtweisen, ihre Sprache erfassen, mit der die Person die Welt sieht und beschreibt. Pacing heißt auch, »im gleichen Schritt zu gehen« und charakterisiert einen Prozess des Angleichens und Spiegelns des Gegenübers. Paartherapeut:innen können neben inhaltlichen Aspekten auch den Tonfall, die Körperhaltung, die Bewegungen oder auch den Atem der Klient:innen pacen (Schmidt, 2020, S. 262).

Leading meint, etwas anschlussfähiges Neues einzuführen und dabei die (Gesprächs-) Führung zu übernehmen. Würden wir als Paartherapeut:innen unsere Klient:innen fortwährend nur spiegeln, könnten zuvor vereinbarte Ziele und Veränderungen (→ Tipp 13 und 14) nicht angemessen erreicht werden. Es gehört daher zu den grundlegenden Aufgaben paartherapeutischer Prozessbegleitung, zum richtigen Zeitpunkt die Führung (das Leading) des Gesprächs zu übernehmen.

Auf den Punkt gebracht:

Übe dich im Wechselspiel von Pacing (Mitgehen, Anpassen, Spiegeln) und Leading (Führen). Damit sich Paare verstanden und gesehen fühlen, ist es immer wieder hilfreich, sich als Therapeut:innen interessiert zu zeigen und als gute Zuhörende wohlwollend mit dem

Fokus an ihre Seite zu stellen, verstehen zu wollen, wie sie das Problem gerade wahrnehmen und beschreiben. Auf Basis dieses Einfühlens und Mitschwingens entstehen bei den Begleitenden meist erste Ideen und Hypothesen (→ Tipp 16), was das Paar bräuchte, um erste Schritte in Richtung der gewünschten Veränderung zu machen. Wechsle anschließend zum Leading, übernimm die Führung des Gesprächs und setze (minimale) Interventionen (→ Tipp 23).

Fallbeispiel:
Gemeinsam mit ihrem Mann Paul (41 Jahre) ist Katharina (32 Jahre) zur Paarberatung gekommen. Sie klagt über depressive Symptome, die einsetzten, als sie erfuhr, dass sie ungeplant schwanger geworden ist. Auch in den therapeutischen Gesprächen zeigt sich Katharina antriebslos, sie spricht langsam und mit leiser Stimme. Ihr Körper wirkt schlaff und ihr Kopf hängt stets etwas eingesunken zwischen den Schultern. Es fällt ihr sichtlich schwer, Augenkontakt zu halten. Paul fühlt sich von der Situation überfordert, kennt er seine Frau doch sonst als lebenslustige, aktive Person. Während sich die Paartherapeutin beiden zunächst in all diesen Facetten anpasst (Pacing), um möglichst gut verstehen zu können, wie es dem Paar aktuell wohl gerade gehen mag, erzeugt sie später einen ersten kleinen Unterschied. Sie geht ins Leading und aktiviert zunächst wieder mehr Spannkraft und Energie im eigenen Körper und bietet der Klientin und ihrem Mann anschließend eine Körperübung an, bei der die körperliche Wahrnehmung des Unterschiedes zwischen Anspannung und Entspannung genutzt wird.

Tipp 5
Bleibe immer und unter allen Umständen neutral

Niemand im Umfeld eines Paares ist wirklich neutral, alle haben irgendeine Beziehung zu einer oder beiden Personen und damit auch eigene Interessen, auf welche Art deren Beziehung weitergehen soll. Als Paartherapeut:in hast du keine eigenen Interessen bezüglich der Paarbeziehung und damit für das Paar ein wichtiges Alleinstellungsmerkmal. Diese Haltung nennen wir Neutralität, und sie ist eines der bedeutsamsten Güter in der systemischen Paartherapie.

Neutralität ist auf verschiedenen Ebenen wirksam (Retzer, 2011; Clement, 2017):

- *Auf der Beziehungsebene:*
  Der oder die systemische Therapeut:in hält zu allen beteiligten Systemmitgliedern eine gleichbleibende Nähe bzw. Distanz. Diese Beziehungsneutralität kann man auch Allparteilichkeit nennen. Sie ermöglicht es den Therapeut:innen, sich empathisch in jedes Systemmitglied, seine Position und insbesondere seine Notlage einzufühlen und seine Verdienste anzuerkennen. Jede:r Therapeut:in besitzt einen Sinn für den Gerechtigkeitsausgleich innerhalb des Systems und vermag jedem einzelnen Mitglied, das Gefühl seines persönlichen Wertes zu vermitteln. Der oder die Therapeut:in ist weder Anwalt von Partner A noch Anwältin von Partnerin B, sondern Anwalt oder Anwältin der guten Lösung.
- *Auf der Konstruktebene:*
  Sehr schnell ist man als professionell Begleitende:r versucht, die Erzählungen der Partner:innen innerlich auf Glaubwürdigkeit zu überprüfen. Neutral zu sein bedeutet, den Konstrukten – also den Erzählungen, Beschreibungen und Lösungsideen der Part-

ner:innen – mit annähernd gleichem Abstand zu begegnen und sie weder in Zweifel zu ziehen noch für bare Münze zu nehmen, denn Menschen und Paare beschreiben niemals Realitäten, sondern ihre individuellen Sichtweisen von Realität.

- *Auf der Problemebene:*
  Ob etwas ein Problem oder ein interessantes Phänomen ist, entscheidet immer die beobachtende Person. Aus der Erzählung selbst erschließt sich diese Bedeutung nicht. Systemische Therapeut:innen bleiben also auch bei Problemerzählungen von Paaren neutral. Das eröffnet Spielräume. Eine Problemerzählung lässt sich z. B. normalisieren (statt eines Problems haben wir nun ein fast vorhersehbares Phänomen) oder als Lösungsversuch uminterpretieren.
- *Auf der Systemebene:*
  Systemische Paartherapeut:innen erlauben sich auch »Neutralität gegenüber einer Paarbeziehung eines Paares als Organisationsform« (Retzer, 2011, S. 111). Neutralität auf der Systemebene ermöglicht Therapeut:innen, nach Gründen und Argumenten zu fragen, wieso eine Beziehung eigentlich nicht beendet, sondern weitergeführt werden sollte. Fragen zur Systemneutralität stellen sich insbesondere bei der Abwägung von Trennung bzw. Scheidung und dem Fortführen der Beziehung. Zusammenbleiben ist nicht in allen Fällen die beste Option für Partner:innen und mitbetroffene Kinder. Ob ein Paar zusammenbleibt oder sich trennt, ist für uns Therapeut:innen dahingehend »gleich gültig«, dass wir beides neutral bewerten.
- *Auf der Veränderungsebene:*
  Partner:innen haben oftmals unterschiedliche Wünsche bezüglich Veränderung. Meist sind sie uneinig über den Gegenstand, die Art und die Geschwindigkeit der Veränderung. Neutralität heißt hier, dass ich als Therapeut:in keine eigenen Ideen entwickle, was sich auf welche Weise bzw. mit welchem Tempo verändern soll. Ich wäge mit dem Paar gemeinsam ab: Welchen Nutzen hat diese oder jene Veränderungsidee? Welchen Preis zahlt das Paar für die Entscheidung, etwas in einem bestimmten Tempo anzugehen? Ich versuche, eigene innere Selbstbeauftragungen zu erkennen und zu neutralisieren.

- *Auf der sexuellen Ebene:*
  In westlichen Kulturen gibt es oft eine sehr sexualfreundliche Einstellung: Sex gehört zu einer Liebesbeziehung dazu, Sex ist gesund, tut gut, etc. Sexuelle Neutralität bedeutet für Therapeut:innen, der Sexualität keine eigene Bedeutung zu geben, sondern interessiert zu sein, welche Bedeutung sie für die Partner:innen hat. Und natürlich umfasst sexuelle Neutralität auch, von Moralvorstellungen aller Art Abstand zu nehmen, denn Sexualtherapie ist nicht gleichzusetzen mit Sexualmoral.

Auf den Punkt gebracht:

- Nicht A oder B sind meine Klient:innen, sondern deren Beziehung ist meine Klientin! – Dieser Satz hat uns schon viele Male dabei geholfen, zurück in die neutrale Haltung zu gelangen.
- Immer wenn ein Therapieprozess stockt, klopfen wir unsere bisherigen Hypothesen über diese individuelle Paarbeziehung erneut auf Neutralität ab – häufig genug hat sich bei uns ein kleiner Fehler eingeschlichen. Haben wir zum Beispiel begonnen, ein Problem für bare Münze zu nehmen? Wollten wir eine Trennung auf jeden Fall vermeiden? Wussten wir besser als das Paar, was gut für es ist?
- Der Satz »Bin ich noch neugierig oder weiß ich schon alles?« hilft sehr, die eigene neutrale Haltung wieder zu kalibrieren.
- Eventuell mag oder verstehe ich als Therapeut:in eine:n der beiden Partner:innen mehr. Meist merke ich das an einem leichten Ärger über einen Teil des Paares. Dann ist es hilfreich, sich die Sichtweise der Person, die ich nicht so gut verstehe, noch genauer zu erschließen: Wie sieht sie die Welt?

Tipp 6
Werde niemals Geheimnisträger:in – Open Secret Policy

Neutralität ist wie gesagt das wichtigste Gut der Paartherapie (s. Tipp 5). Neutral zu sein bedeutet aber nicht nur, den Erzählungen, Beschreibungen und Lösungsideen der Partner:innen mit annähernd gleichem Abstand zu begegnen und sich niemals auf die Seite einer Person zu stellen. Neutralität verlangt auch, niemals Geheimnisträger:in zu werden. Dieser Grundsatz gehört unbedingt kommuniziert, die Regel lautet: In der Paartherapie gehen wir transparent mit Geheimnissen um, wir verfolgen hier eine Open Secret Policy.

Sobald (per Telefon, E-Mail oder in der Praxis) heikle Informationen von Partner:in A (über sich selbst oder Partner:in B) kommuniziert werden, sollte die neutrale Haltung der Therapeut:innen umgehend markiert werden – manchmal sogar bereits beim Erstkontakt.

Wir machen das so:

»Langsam, langsam, Frau M.! Ich glaube, ich habe jetzt eine wichtige Information für Sie: Paartherapie lebt vor allem von der Neutralität der Therapeutin. Das heißt, ich darf eigentlich nichts exklusiv wissen, was nicht auch Ihr Mann wissen darf. Ich möchte nämlich keine Geheimnisse verwalten. Alles was Sie mir jetzt erzählen, werde ich auch in der ersten Stunde gegenüber Ihrem Mann offenlegen.«

Oder so:

»Herr S., wir hatten dazu ja eine Vereinbarung getroffen, nämlich maximale Transparenz. Sie wissen ja, damit wir in der nächsten Sitzung vertrauensvoll weiterarbeiten können, werden wir dort das eben Mitgeteilte offenlegen müssen.«

Um weiteren unangenehmen Situationen vorzubeugen, gilt: Sobald das Paar gemeinsam zum Erstgespräch erscheint, wird die neutrale Haltung gleich zu Beginn als Teil der Rahmenbedingungen für den paartherapeutischen Prozess besprochen und erklärt.

Wir machen das so:

»Damit hier eine vertrauensvolle Atmosphäre entstehen kann, ist es wichtig, dass wir alle drei immer auf demselben Informationsstand sind. Das bedeutet, dass nicht einer von Ihnen mir etwas anvertraut, dass der bzw. die andere unter keinen Umständen wissen darf. Denn dann würde ich ja hier zur Geheimnisträgerin werden und einer von Ihnen wäre im Nachteil. Das würde ein Ungleichgewicht erzeugen, mit dem ich Ihnen als Paar keinen Gefallen tun würde.«

Oder so:

»Nun hat sich ja Ihr Partner bei mir gemeldet. Wissen Sie denn, was er und ich besprochen haben? Hier ist mir Transparenz total wichtig, weil ich ja keinesfalls zur Geheimnisträgerin werden will. Also bringen wir uns zunächst einmal alle auf den gleichen Stand.«

Oder so:

»Manchmal wird es vielleicht vorkommen, dass ich nur mit einem von Ihnen Kontakt habe, weil ein Termin verschoben wird oder jemand zu spät kommt. Mir ist wichtig, dass Sie wissen, dass alles, was wir in dieser Zeit besprechen, auch mit der anderen Person geteilt wird.«

Tipp 7

Stärke die Lösungs- und Ressourcenorientierung

Das Konzept der Lösungsorientierung verfolgt die zentrale Annahme, dass jedes System – also in unserem Fall jedes Paar – über alle Ressourcen verfügt, die es zur Lösung seines Problems benötigt (de Shazer, 2019). Als Ressourcen verstehen wir alle gesunden Potenziale. In leidvollen, schweren und belastenden Lebensphasen kann die Aufmerksamkeit nicht immer auf diese gerichtet werden. Ressourcenorientiert zu arbeiten bedeutet demnach, immer wieder auf diese Potenziale zu blicken. Durch das Hervorheben der persönlichen Ressourcen oder der Ressourcen des Paares können sich Klient:innen eher in ihren persönlichen Stärken, Möglichkeiten und Fähigkeiten wahrnehmen. Um Ressourcen zu aktivieren oder ausfindig zu machen, braucht es keine Beschäftigung mit dem Problem, der Fokus liegt hierbei auf der Konstruktion einer Lösung.

Auf den Punkt gebracht:

Richte als Paartherapeut:in deine Aufmerksamkeit stets auf Lösungsmöglichkeiten und Ressourcen. Validiere Problemerzählungen, aber gib ihnen so wenig Raum und Zeit wie möglich. Es lohnt sich, den Blick konstant vom Problem zur Lösung schweifen zu lassen. Versuche dabei, auf die Fähigkeiten und Kompetenzen der Partner:innen zu fokussieren und hervorzuheben, was

- (trotz allem) gelingt,
- möglicherweise selbstverständlich ist,
- an Veränderungsmotivation vorhanden ist,
- es nichtsdestotrotz an geglückten Momenten gibt.

Wir machen das so:

»Jetzt haben Sie beide ausführlich über das als schwierig Erlebte in Ihrer Beziehung gesprochen, und ich kann gut nachvollziehen, wie anstrengend die Situation gerade für Sie beide sein muss. Mich würde dennoch interessieren, was Sie beide trotz all dem, was so schwierig ist, als gelingend in Ihrer Beziehung erleben. Wo und wann geht es Ihnen beiden gut als Paar?«

Oder so:

»Oft werden in Beziehungen liebevolle Gesten, regelmäßig übernommene Aufgaben und Verantwortungen als Selbstverständlichkeiten gesehen. Dadurch verlieren sie an positiver Bedeutung. Man kann fast sagen, sie werden unsichtbar für denjenigen, der davon profitiert, dass die andere Person sie übernommen hat. Wenn Sie beide darüber nachdenken, was Ihr Partner im Alltag selbstverständlich erledigt, und wir es hier aufschreiben, was würde dann plötzlich sichtbar werden?«

Tipp 8
Denke in Wechselwirkungen (Zirkularität)

Die systemische Therapie geht davon aus, dass sich Elemente eines Systems auf komplexe Art und Weise gegenseitig bedingen und nicht einfach in linearen, geradlinigen Kausalzusammenhängen stehen. In Paarsystemen gibt es komplexe Denk-, Fühl- und Handlungsregeln. Diese sind meist funktionell und ökonomisch. Erstarren diese und lassen sich nicht mehr verändern, werden sie dysfunktional. Das kann zur Bildung von Problemen führen (Neuberger, Lenz u. Seidler, 2020). Wie genau die wechselseitigen Bedingungen in den jeweiligen Paarsystemen funktionieren, liegt im Interesse systemischer Paartherapeut:innen. Wie sieht das Muster bei diesem Paar genau aus? Wie beeinflussen sich die beiden gegenseitig und halten sich somit im Problem? Diese und ähnliche Fragen leiten Therapeut:innen bei der Erforschung der Mechanismen von Paar- oder Beziehungssystemen und helfen ihnen, sich auf deren Landkarten zu orientieren. Dies ist der erste Schritt, um Systeme dabei unterstützen zu können, wieder in die grüne Zone zu kommen.

Mit einer zirkulären Befragung (→ Tipp 26) können Therapeut:innen gemeinsam mit dem Paar Ideen zum vorherrschenden Muster konstruieren und Ideen zur hilfreichen Unterbrechung erarbeiten. Gleichzeitig stellt diese besondere Form der Befragung per se eine Musterunterbrechung im Sinne einer Verstörung dar, da diese bisher unerkannten Muster nun nicht mehr »ungestört« ablaufen können (Neuberger, Lenz u. Seidler, 2020).

Auf den Punkt gebracht:

Suche nach dem Teufelskreis bzw. dem dysfunktional erlebten Muster, das die Personen beschreiben. Bei Paarkonflikten ist aus einer zirkulären Perspektive nicht zu bestimmen, wer angefangen hat oder wer recht hat. Das Verhalten der einen Person ist gleichzeitig Auswirkung von und Ursache für das Verhalten der anderen. Es wird eher von einem Teufelskreis von sich gegenseitig aufschaukelnden Dynamiken anstatt von linearen Ursache-Wirkungs-Ideen ausgegangen, was unmittelbar von Schuldzuweisungen wegführt (s. Tipp 33).

Wir machen das so:

»Wenn ich Ihnen so zuhöre, entsteht bei mir der Eindruck, dass Sie sich in einem Teufelskreis befinden. Man kann gar nicht sagen, wo das Problem entstanden ist oder wer begonnen hat. Es ist ein bisschen wie die Frage, was war zuerst da: die Henne oder das Ei? Ich höre, dass Sie, Frau M., gerne mehr tiefgehende Gespräche mit Ihrem Mann führen würden, sich austauschen wollen, wie es Ihnen wirklich geht. Aber Ihr Mann nimmt sich keine Zeit dafür, geht lieber in die Garage und bastelt dort an seinen Fahrrädern. Und bei Ihnen, Herr M., höre ich den Wunsch, dass Sie gerne wieder mehr Sex mit Ihrer Frau hätten. Sie wünschen sich mehr Intimität und Körperlichkeit, aber Ihre Frau weist Sie oft zurück. Wenn wir das ganz verkürzt formulieren, könnte man zusammenfassen *(mit dem Blick zu Frau M.):* ›Ich würde ja wieder mehr Sex mit dir haben, wenn du endlich mit mir sprichst‹, und *(mit dem Blick zu Herrn M.):* ›Ich würde ja wieder mehr mit dir sprechen, wenn du endlich wieder mit mir schläfst!‹«

Tipp 9

Unterscheide zwischen Werkvertrag und Dienstvertrag

Es lohnt sich, genau zu überlegen, für welche Veränderungen das Paar und für welche Veränderung man als Therapeut:in zuständig ist. Dafür nutzen wir das Konzept von Ulrich Clement, der bei der Ziel- und Auftragsklärung zwischen Werk- und Dienstvertrag unterscheidet (Clement, 2018). In einem Werkvertrag verpflichtet sich eine Partei zur Herstellung eines Werks, während sich die bestellende Partei zur Zahlung einer Vergütung (Honorar) bereit erklärt. Wie die Beauftragten zum Ergebnis kommen, ist im Werkvertrag ihnen überlassen. Es geht lediglich darum, dass am Ende das vereinbarte Ziel erreicht wurde, etwa bei Aufträgen im Handwerksbereich. Kurz gesagt: Wie ein Profi das undichte Abflussrohr trockenlegt, ist weniger ausschlaggebend, als dass es am Ende dicht bleibt.

Bei einem Dienstvertrag handelt es sich um einen Vertrag, in der sich eine Seite zur Leistung eines Dienstes verpflichtet. Diese Partei muss in erster Linie ihre Kompetenzen und Arbeitskraft zur Verfügung stellen. Im Gegenzug verpflichtet sich die andere Vertragspartei zur Zahlung eines Entgelts für den erbrachten Dienst, unbeeinflusst vom Ergebnis. So werden auch Personen im Richter- und Lehramt bezahlt: unabhängig davon, welches Urteil gesprochen wurde oder welchen Notendurchschnitt es bei der letzten Klausur gab.

Was hat das jetzt alles mit Paartherapie zu tun? Aus unserer Erfahrung wissen wir, dass sich Therapeut:innen im Paarsetting (leichter als im Einzelsetting) dazu einladen lassen, die Verantwortung für das Ergebnis der Paargespräche zu übernehmen. Denn für Klient:innen erscheint es oft legitim, Therapie, Beratung und Coaching auf

Basis eines Werkvertrags zu erwarten. Was würde das bedeuten? Es hieße, dass das Paar lediglich die Problembeschreibungen zur Verfügung stellt, während man als Therapeut:in das Ergebnis zu liefern hat. Bei dieser Art von Vertrag kämen die Beratenden unter enormen Druck, das gewünschte Ziel zu erreichen. Was passiert, wenn sich das Paar nicht verändert? Was, wenn sich das Paar nur langsam Richtung Ziel bewegt und darüber klagt? Was, wenn gar eine Trennung im Raum steht? Stress pur! Will ich als Paartherapeut:in das Ziel dringender erreichen als meine Klient:innen, dann hat sich etwas ungünstig verschoben. Der rote Faden, der uns durch den Therapieprozess leitet, hat sich in solchen Fällen gewissermaßen verknotet.

Die Lösung liegt in solchen Situationen darin, sich als Paartherapeut:in bewusst zu machen, dass man einen Dienstvertrag mit dem Paar eingegangen ist und deshalb nur für den Prozess die Verantwortung trägt.

Auf den Punkt gebracht:

Bemühe dich bereits am Beginn der paartherapeutischen Gespräche, die Unterschiede zwischen der Verantwortung für den Prozess vs. der Verantwortung für das Ergebnis herauszustellen und klar zu besprechen. Lade deine Klient:innen ein, einen Werkvertrag zu übernehmen, während du einen Dienstvertrag anbietest.

Wir machen das so:

»Ich höre, dass Sie große Hoffnung in mich als Paartherapeutin setzen und sich wünschen, ich könnte mit Tipps und klugen Worten Ihre Beziehung wieder verbessern. Ich fürchte, ich muss Sie da etwas bremsen, vielleicht sogar kurz enttäuschen. Das, was ich anbieten kann, ist, Sie beide dabei zu begleiten, herauszufinden, wie Sie sich anders verhalten müssten, wie Sie über sich und den Partner/die Partnerin anders denken müssten, damit es zur gewünschten Veränderung kommen kann. Die Verantwortung, ob Sie hier wesentliche Erkenntnisse mitnehmen und das, was wir hier besprechen, auch umsetzen, liegt allerdings weiterhin bei Ihnen beiden.«

Oder so:

»Es ist legitim und sehr verständlich, dass Sie sich beide wünschen, ich als Paartherapeutin hätte die Verantwortung für das Ergebnis Ihrer Paartherapie, dass es in meiner Wirkmacht läge, dass Sie beide das besprochene Ziel erreichen. Denn nach dieser Logik kann für Sie eigentlich nicht wirklich etwas schiefgehen – und wenn doch, dann wäre es meine Schuld. Und glauben Sie mir, sobald ich denken würde, dies wäre hilfreich für Sie, würde ich das Risiko dieser falschen Annahme eingehen. Doch Veränderung braucht Sie beide als aktiv Mitwirkende, die sich bewusst sind, dass es nur Ihnen gelingen kann, das Ziel zu erreichen – natürlich mit meiner Unterstützung und der Erfahrung, zu wissen, wohin das Gespräch im besten Fall zu lenken ist. Aber was Sie beide aus der Therapie machen und wo sie Sie letztendlich hinführen wird, liegt in Ihrer Verantwortung.«

Tipp 10

Erläutere das Prinzip der Koproduktion – Paarprobleme sind immer eine Gemeinschaftsleistung

Paare kommen oft in Beratung und Therapie, weil eine oder beide Personen unter dem Verhalten der anderen leiden. Sie sind der Auffassung, würde sich nur der oder die andere ändern, dann wäre das Problem vom Tisch – oder bei sexuellen Schwierigkeiten aus dem Bett. Die Vorwürfe und Vorhaltungen sowie Wünsche nach Veränderung werden von beiden lautstark verbalisiert. Beide Partner:innen fokussieren auf unerwünschte Verhaltensweisen des oder der anderen und versuchen, Therapeut:innen für die eigene Sichtweise zu gewinnen. Sie wünschen sich, dass diese dem anderen Teil des Paares sagen, was er oder sie anders machen könne, um die Paarbeziehung zu verbessern. Durch Tipp 5 »Neutralität« wissen wir, dass ein Parteiergreifen für eine dieser Sichtweisen kontraproduktiv wäre. Wir Profis sollten uns nicht dazu verleiten lassen.

Auf den Punkt gebracht:

Stimme ich einer Partei zu, werde ich das Vertrauen und die Kooperation der anderen verlieren. Daher ist es wichtig, beide Sichtweisen in der Paartherapie ernst zu nehmen und sie parallel stehen zu lassen – ohne zu werten.

Wir machen das so:

»Herr Z., ich höre, Sie sind sehr unglücklich darüber, dass Ihre Freundin zurzeit sehr viel arbeitet und wenig Zeit für gemeinsame Unternehmungen hat. Sie fühlen sich dadurch vernachlässigt. Frau A., Sie haben erzählt, dass Sie die Unterstützung Ihres Freundes in den letzten Monaten sehr vermissen, den gemeinsamen Haushalt und die Fürsorge um Ihre zwei Hunde zu managen. Das hört sich nach einer sehr anstrengenden Zeit für Sie beide an, wenn die eigenen Wünsche so zu kurz kommen.«

Wie können wir nun die gegenseitige Vorwurfsdynamik unterbrechen und den Wunsch nach der Suche eines oder einer Schuldigen beenden? Hierfür schließen wir erneut an das Konzept der Zirkularität an. Aus unserer Erfahrung ist es unabdingbar, das Paar für die Einsicht zu gewinnen, dass beide in einem Teufelskreis gefangen sind, den sie zu gleichen Teilen erzeugen und aufrechterhalten. Bei einer Koproduktion ist aus der Perspektive der Zirkularität eben nicht zu bestimmen, wer angefangen oder wer recht hat, denn das Verhalten der einen Seite ist gleichzeitig Ergebnis von und Ursache für das Verhalten der anderen Seite. Gelingt es, dem Paar diese Wechselwirkung bewusst zu machen, ist ein erster Schritt Richtung Lösung getan: Das Verhaltensmuster ist unterbrochen. Es gibt nicht mehr eine am Beziehungsleid allein verantwortliche Person, sondern es ist dem Paar klar, dass beide dazu beitragen, dass es in der Beziehung schlecht läuft.

Wir machen das so:

»Wissen Sie, aus meiner Erfahrung ist es oft so, dass partnerschaftliche Probleme eine Koproduktion sind. Wenn ich Ihnen beiden zuhöre, denke ich mir, dass Sie beide durch Ihr Verhalten, Ihre Gedanken über den anderen und die dabei aufsteigenden Gefühle von Enttäuschung und Wut die Situation gegenseitig aufschaukeln. Sie koproduzieren quasi Beziehungsleid.«

Und wenn wir schon eine Idee über die Wechselwirkung haben, dann sprechen wir sie auch aus und schauen, ob das Paar etwas mit ihr anfangen kann:

»Je mehr Sie sich zurückziehen, Hannes, weil Sie sich nicht wertgeschätzt fühlen, desto mehr arbeitet Ihre Freundin, zuerst im Büro und dann im Haushalt. Und je mehr Sie Ihre Aufmerksamkeit in die Kanzlei stecken, Anita, und danach zuerst die beiden Haustiere versorgen, weil es noch niemand anderes erledigt hat, bei gleichzeitig aufsteigendem Ärger über Hannes' Rücksichtslosigkeit und fehlenden Support, desto weniger wollen Sie mit ihm Zeit verbringen und sich für ihn interessieren.«

Tipp 11

Erkläre, dass die Beziehung deine Klientin ist – Paartherapie ist keine Krankenbehandlung

Je nachdem aus welcher Therapierichtung wir kommen, sehen wir Psychotherapie mehr oder weniger als klassische Krankenbehandlung. Klient:innen oder Patient:innen kommen in die Einzeltherapie mit Problembeschreibungen, Symptomen, Leidensdruck – vielleicht sogar mit einer psychiatrischen Diagnose. In den meisten psychotherapeutischen Paartherapien ist dies anders. Paare kommen zur Therapie, weil ihre Beziehung kränkelt. Diesen Unterschied von Beginn an deutlich zu machen, halten wir für relevant. Das gelingt am besten mit einem Bild: In der Paartherapie ist unsere Klientin die Beziehung. Sie nimmt auf dem Therapiesofa Platz und steht in unserem Fokus.

Auf den Punkt gebracht:

Widerstehe als Paartherapeut:in dem (innerlichen) Impuls, die Partner:innen mit klassischen Diagnosen zu versehen und daraus Hypothesen für die Therapie abzuleiten. Selbst wenn eine Person in einem anderen Kontext eine ärztliche Diagnose erhalten haben sollte, ändert das nichts an unserer Grundhaltung: Paarprobleme sind immer eine Koproduktion (→ Tipp 10).

Personen mit Diagnosen zu belegen verführt dazu, Schuldige auszumachen. (»Die Beziehung ist deshalb so mies, weil Frau X. eine Borderline-Diagnose hat.« »Kein Wunder, dass die beiden dauernd streiten, die Zwangserkrankung von Herrn Y. ist ja auch kaum auszuhalten.«) Aus welchem Grund sich eine Person auf eine bestimmte Weise verhält, ist uns in der Paartherapie egal – relevant ist, welche Auswirkungen dieses Verhalten auf den anderen Teil des Paares hat, wie er darauf reagiert und wie diese Reaktion wiederum die andere Person dazu bringt, bestimmte Verhaltensweisen von sich zu wiederholen. Und so weiter. Wichtig ist für die Paartherapie also nur die Bedeutung, die einer derartigen Diagnose gegeben wird.

Übrigens ist das Gegenteil auch denkbar: Eine Person hat eine psychiatrische Diagnose, die sich aber in keiner Sekunde auf die Beziehungsqualität dieser Person auswirkt, im Gegenteil, das Paar ist glücklich und zufrieden. Wäre die Diagnose dann auch der Grund für das partnerschaftliche Glück? Eben!

Ausnahme: Wenn du als Profi das Gefühl hast, jemand kann einem paartherapeutischen Prozess aufgrund einer psychischen (oder physischen) Erkrankung nicht folgen, in diesem Fall mache dies deutlich. Möglicherweise braucht es eine Art Vorlauf, in dem die Therapiefähigkeit beider Partner:innen wieder auf Gleichstand gebracht wird (z. B. durch einen Krankenhausaufenthalt etc.).

Tipp 12
Erfrage immer den Überweisungskontext

Zu Beginn eines paartherapeutischen Prozesses nach dem Kontext zu fragen, aus dem heraus sich das Paar für eine Paartherapie entschieden hat, lohnt sich. Was auf den ersten Blick als eine Nebensächlichkeit erscheint, ist auf den zweiten Blick oft sehr bedeutsam für die Therapiemotivation. Ob ein Paar von den eigenen erwachsenen Kindern dazu gedrängt wurde, »endlich was zu tun«, oder ob ein befreundetes Paar von seiner eigenen gelungenen Paartherapie erzählt hat und so den Anstoß gab, einen Profi aufzusuchen, macht einen Unterschied!

Wir machen das so:

Folgende Fragen können helfen, den Überweisungskontext zu beleuchten:

- Wer von Ihnen hatte denn die Idee zur Paartherapie?
- Wie kamen Sie auf diese Idee?
- Wer hat Ihnen denn dazu geraten?
- Wer war denn für die Recherche zuständig?
- Wie kamen Sie auf mich?
- Wer hat mich denn empfohlen?
- Was erwartet die Person, die Ihnen zur Paartherapie geraten hat von dieser Stunde?
- Was denkt die Person, die mich empfohlen hat, was ich für Sie tun kann bzw. soll?
- Was haben Sie denn aufgrund dieser Empfehlung für besondere Erwartungen?

Tipp 13
Hole dir immer einen Auftrag

In der Paartherapie braucht es für den Beratungsprozess immer einen Auftrag und ein Ziel, dem beide Partner:innen zustimmen. Ohne Auftrag würde die beratende Person im Blindflug agieren oder sich irgendwann an selbst definierten Zielen orientieren. Damit das nicht geschieht, muss ich mir als Therapeut:in den Auftrag beim Paar aktiv abholen. Dafür führe ich es in einen Suchprozess. Dieser ist manchmal langwierig und zäh. Oft machen Paare in solchen Situationen Druck, dass es doch bitte schnell weitergehen soll. In solchen Momenten ist es für uns Profis wichtig, standhaft zu bleiben und sich nicht vom Paar überholen zu lassen, so nach dem Motto: »Wir wissen zwar nicht genau, wo wir hinwollen, aber wenn wir jetzt gleich losfahren, dann sind wir schneller dort.«

Wir kennen unterschiedliche Aufträge aus unserer Praxis:

- Clearing-Aufträge (Helfen Sie uns herauszufinden, ob wir überhaupt noch ein Paar sein wollen oder ob Trennung nicht die bessere Option ist.),
- Verbesserungsaufträge (Helfen Sie uns, die Beziehungsqualität zu verbessern!),
- Lernaufträge (Helfen Sie uns, zu lernen, anders mit Konflikten umzugehen.),
- Erkundungsaufträge (Helfen Sie uns herauszufinden, wie unsere Sexualität wieder lustvoll werden kann.),
- Erkenntnisaufträge (Helfen Sie uns herauszufinden, warum wir fortwährend in dieselben Fallen tappen.).

Auf den Punkt gebracht:

Nimm dir so viel Zeit zur Auftragsklärung, wie du brauchst. Lass dich vom Paar nicht mit abstrakten Formulierungen abspeisen, bleibe hartnäckig und konkretisiere so lange, bis der Auftrag in der Paartherapie auch wirklich erfüllbar und evaluierbar ist. Begegne auch dem heftigsten Problemdruck der Klient:innen nicht mit sofortiger Lösungssuche.

Wir machen das so:

»Was ist das Beste, was Paartherapie für Sie tun kann?«
»Wie können Paargespräche hilfreich sein?«
»Mit welchen Erwartungen sind Sie denn zur Paartherapie gekommen?«
»Wenn wir hier gut arbeiten und irgendwann ist die letzte Einheit da – was genau wird dann anders sein?«

Tipp 14
Mache dich nie ohne Ziel auf den Weg

In der systemischen Paartherapie gelten klare Therapieziele als Grundvoraussetzung für die Beratungsarbeit. Fragt der Beratungsauftrag nach dem Warum, will das Beratungsziel wissen, wohin der Beratungsprozess führen soll. Ziele sind konkrete, eindeutig definierte Messpunkte für das Paar und die Therapeuti:innen. Wäre also z. B. der Auftrag »Helfen Sie uns herauszufinden, wie unsere Sexualität wieder aufgepeppt werden kann«, dann würde das Ziel definieren, woran genau das Paar erkennen würde, dass der Auftrag erfüllt ist: »Wir haben häufiger Sex und erleben ihn wieder leidenschaftlich.«

Auf den Punkt gebracht:

Eindeutig definierte Ziele unterliegen bestimmten Kriterien:

- Sie sind positiv formuliert.
- Sie sind so konkret wie möglich.
- Sie liegen im Kontrollbereich des Paares.
- Sie sind überprüfbar.

Wir machen das so:

- »Was soll anders werden? Woran würden Sie das Andere erkennen?«
- »Woran würde ich es als Therapeutin erkennen?«
- »Woran würden bedeutende Andere es erkennen?«
- »Was wäre ein erstes Zeichen für das Andere?«
- »Was wäre dann überhaupt anders?«
- »Was darf sich keinesfalls ändern?«

Noch elegantere Fragen finden sich bei Arnold Retzer (2011, S. 210 ff.):

- »Wenn eine Paartherapie alles wunschgemäß verbessern würde, was käme dann für wen dabei raus?
- Wenn Paartherapie nichts bewirken würde, was käme dann für wen dabei heraus bzw. was bliebe dann für wen wie unverändert?
- Wenn Paartherapie alles verschlechtern würde, was käme dann für wen dabei heraus?
- Wie müsste Paartherapie verlaufen, was müsste hier geschehen, damit Ihre Ziele erreicht würden, nichts erreicht wird bzw. alles so bleibt, wie es ist, oder alles noch schlimmer wird?
- Angenommen es gäbe keine Paartherapie, wie würde es dann weitergehen?«

Tipp 15
Erfrage den persönlichen Liebesmythos

Eine Liebesbeziehung ist auch und vor allem eine erzählerische Schöpfung. Es braucht eine gute Geschichte, um sich selbst, einander und der Welt plausibel zu machen, dass zwei Menschen, die einander bis dato kaum kannten, sich plötzlich mit Haut und Haar aufeinander einlassen (Retzer, 2011). Diese Art von Schicksalshaftigkeit wird mittels einer Erzählung kreiert, die die Entstehungsgeschichte des Paares mythisch verklärt. Selbst vermeintlich unromantische Tinder-Matches werden erzählerisch so gerahmt, dass es scheint, als ob das Schicksal zweier Menschen unweigerlich auf diesen einen Moment zugesteuert ist, in dem es Klick gemacht hat. Im Erstgespräch einer Paartherapie ist es aus mehreren Gründen sehr sinnvoll, diesen persönlichen Liebesmythos des Paares zu erfragen.

Auf den Punkt gebracht:

Um als Therapeut:in recht schnell eine Vorstellung davon zu bekommen, wie leicht bzw. wie schwer ein Paar in Kontakt mit seinen ressourcenreichen Beziehungsaspekten kommt, gehe mit den beiden zurück zu ihrer Erinnerung vom gemeinsamen Kennenlernen. Diese ist in der Regel mit sehr liebevollen Emotionen und wohlwollenden Aspekten assoziiert. So kannst du mehrere Punkte auf einmal erreichen:

- Die Art der Erzählung gibt dir wichtige Hinweise. Je leichter und freudiger das Kennenlernen vom Paar erinnert und erzählt wird, desto größer sind die Chancen, die Beziehung durch Paartherapie zu verbessern.

- Ressourcen- und Lösungsorientierung ist eine bedeutsame Säule systemischer Paartherapie (→ Tipp 7). Mit dieser Intervention kannst du den Blick schnell und einfach auf das Ressourcenhafte in der Paarbeziehung lenken.
- Diese Art der Fokussierung erzeugt häufig einen Stimmungswechsel im Therapieraum. Das Gegenüber kann plötzlich wieder mit anderen Augen gesehen werden. Oft ist das der erste Schritt, um aus einem Teufelskreis von unglücklichen Verhaltensmustern auszusteigen.
- Die Ressource »Kennenlernen bzw. gegenseitige Faszination« kann im Verlauf der Therapie von dir immer wieder herangezogen und zitiert werden.

Wir machen das so:

»Ich weiß natürlich, dass Sie vor allem hier sind, um über Ihre Probleme zu sprechen. Aber ich habe die Erfahrung gemacht, dass es auch nützlich sein kann, den Blick kurz auf etwas Schönes zu lenken. Deshalb würde ich jetzt gern kurz das Thema wechseln und über Ihr Kennenlernen reden. Ist das okay? (...)

Ich vergleiche das Kennenlernen gern mit einem Schaufensterbummel: Man geht so durch die Einkaufsstraße, schaut in das eine oder andere Schaufenster und plötzlich liegt da etwas in einer Auslage, das Interesse weckt und dazu verleitet, in das Geschäft reinzugehen. Was lag denn damals im Schaufenster Ihrer Partnerin bzw. Ihres Partners? Was hat Sie beim Kennenlernen besonders aneinander fasziniert und angezogen? (...)

Oh, das ist ja sehr schön! *(eventuell Wiederholen der Worte)* Jetzt habe ich noch eine Frage: Können Sie sich noch erinnern, an welchem Punkt aus großem Interesse Verliebtheit geworden ist?«

Wichtig: Es muss in dem Termin genug Zeit eingeplant werden, um beide Partner:innen zu befragen!

Tipp 16
Bilde erste Hypothesen

Im Rahmen der systemischen Therapie sind Hypothesen entscheidend für die Vorbereitung therapeutischer Interventionen. Dies gilt auch für systemische Paartherapie. Die jeweilige Hypothese dient als Leitfaden für die Strukturierung des Beratungsgesprächs und ist für Therapeut:innen eine entscheidende Orientierungshilfe. Hierbei gilt es zu beachten, dass wir in diesem Zusammenhang nicht von Hypothesen im wissenschaftlichen Sinn sprechen, die verifiziert oder falsifiziert werden könnten. Systemische Hypothesen basieren auf Beobachtungen und Vermutungen, nicht auf der Haltung des Wissens (Levold u. Wirsching, 2020).

Die von dir als Beratungsprofi aufgestellten Hypothesen können sich als therapeutisch nützlich erweisen. Sie sind dein Versuch, die über das Paar zur Verfügung stehenden Informationen auf zirkuläre und gleichermaßen kausale Weise zu ordnen. Dadurch gelangt man als Therapeut:in zu Annahmen, die sich auf die Funktion der Beziehungsverhältnisse der Systemmitglieder beziehen.

Folgen wir dieser Logik, geht es nicht darum, die richtige Hypothese zu bilden, sondern vielmehr eine, die nützlich ist, um Veränderung zu begünstigen. Dies geschieht dann, wenn das Paar die vorläufige Annahme von uns Therapeut:innen abnicken kann, sie also für möglich hält. Wir sprechen in solchen Fällen davon, dass etwas anschlussfähig ist. Dadurch dass wir uns von der Vorstellung befreien, die »richtige« Hypothese finden zu müssen, gelingt es uns leichter, unsere Beobachtungsgabe in den Sitzungen weiterhin frei fließen lassen. Denn eine Vielfalt an Hypothesen führt auch zu einer Vielfalt von Perspektiven und Möglichkeiten. Und genau das wollen wir dem Paar ermöglichen: Aus seinem Teufelskreis an Verhaltens- und Denkmustern auszusteigen, indem es plötzlich andere Optionen auf der Fühl-, Denk- und Verhaltensebene entdeckt und im besten Falle ausprobiert.

Was kennzeichnet in der systemischen Arbeit eine gute Hypothese? Arist von Schlippe und Jochen Schweitzer antworten so (1996, S. 118): »Eine Hypothese soll möglichst so formuliert sein, dass sie alle Mitglieder eines Problemsystems einschließt und dabei entweder gute Absichten mit unbeabsichtigten negativen Folgen oder umgekehrt das Leiden an einem Problem mit positiven Nebenwirkungen des Problems verknüpft.«

Auf den Punkt gebracht:

Beachte bei deiner Hypothesenbildung folgende Leitsätze:

- Hypothesen sollen die ersten Vermutungen der Therapeut:innen über das Muster, das ein Paar koproduziert, widerspiegeln.
- Hypothesen sollen Therapeut:innen helfen, Problem-Lösungs-Übergänge zu schaffen.
- Systemische Hypothesen haben sowohl eine Ordnungs- wie auch eine Anregungsfunktion: Wie ordne ich als Therapeut:in das Geschehen ein? Was tue ich als Nächstes?
- Hypothesen dienen als Leitdifferenz. Das bedeutet, dass wir eine Idee davon bekommen, wie das Problemmuster des Paares aussieht, wie es aufrechterhalten wird und durch welches konstruktive Muster es ersetzt werden könnte.

Fallbeispiel:

Anna und Max beschreiben wiederkehrende Konflikte um das ersehnte Haus im Speckgürtel einer Großstadt. Anna wirft Max vor, er würde nicht genug Geld verdienen, um den Wunsch zu realisieren, da er bei der Jobwahl mehr seinen Interessen als den finanziellen Entlohnungsmöglichkeiten folge. Max dementiert dies und meint, er habe bisher kein passendes Jobangebot erhalten, das eine Kreditfinanzierung erlauben würde. Er denke, dass Anna unrealistische Erwartungen an seine Karrierechancen habe und fühle sich deshalb schlecht. Aber mittlerweile sei er auch ein wenig wütend, dass sie ihm nicht glaube. Gleichzeitig wünsche auch er sich sehnlich einen Umzug ins Grüne.

Erste Hypothesen könnten lauten:

- Anna fühlt sich hilflos, weil die Finanzierung des neuen Eigenheims in der Verantwortung und im Wirkungsbereich von Max liegt, während Max sich überfordert und unter Druck gesetzt fühlt, das nötige Geld herbeizuschaffen.
- Anna traut Max zu, durch seine Ausbildung und Berufserfahrung einen lukrativen, gut dotierten Job an Land ziehen zu können, während Max seine Fähigkeiten mit steigenden Erwartungen seiner Partnerin mehr und mehr anzweifelt.
- Anna und Max stellen in ihrer Beziehung den Wunsch nach einem stadtnahen Haus im Grünen an oberste Stelle. Er scheint im Moment größer zu sein als das Bedürfnis nach Harmonie und Zufriedenheit mit der Beziehung und dem Leben in der schönen Stadtwohnung.

Tipp 17
Nutze hilfreiche Metaphern – ein Bild sagt mehr als tausend Worte

Metaphern sind Teil unserer Alltagssprache und damit meist hoch anschlussfähig. Sie erzeugen spezifische Sprachbilder, die auf einer intuitiven Ebene oft schneller und stärker wirken als auf einer kognitiven. So kann man zum Beispiel ein Paar, das berichtet, seine Beziehung stünde »kurz vor Zwölf«, in diesem Bild zu einer Unterschiedsbildung anregen. Du könntest beispielsweise fragen: »Wenn es jetzt kurz vor Zwölf ist, wie spät war es denn, als Sie sich beide kennengelernt haben?« oder »Was genau passiert, wenn der Zeiger die Zwölf erreicht?«

Auf den Punkt gebracht:

Als sehr gewinnbringend erleben wir es in der Paartherapie, mit jenen Metaphern zu arbeiten, die vom Paar im Gespräch selbst verwendet und angeboten werden. Häufig gebrauchte Metaphern unserer Klient:innen sind:

- Wir drehen uns im Kreis.
- Wir befinden uns in einer Sackgasse.
- Es fühlt sich an wie eine Hochschaubahn.
- Die Beziehung ist nur noch lauwarm.
- Wir haben uns auseinandergelebt.
- Etc.

Natürlich dürfen auch von uns Beratenden Metaphern angeboten werden, die für das Paar vielleicht neue Lösungsmöglichkeiten aufzeigen.

Wir machen das so:

- »Wenn ich Ihnen so zuhöre, scheint es bei Ihnen beiden eine große Sehnsucht nach Vertrauen und Verlässlichkeit zu geben. Wäre es für Sie beide ein gutes Ziel in der Paartherapie, wenn Sie Ihre Beziehung wieder als sicheren Hafen erleben können?«
- »Wissen Sie, im Deutschen gibt es diese wunderbare Bedeutung des Wortes ›angreifen‹. So ein kleiner Konflikt hie und da muss daher nichts Tragisches sein, so im Sinne von: Um dich wieder anzugreifen, muss ich dich erst angreifen.«
- »Es scheint bei Ihnen beiden viel um Nähe- und Distanzregulierung zu gehen. Sie erleben das als leidvoll, nicht wahr? Das könnte man aber auch ganz anders sehen. Beim Tangotanzen zum Beispiel entsteht die prickelnde Spannung genau aus diesem Wechselspiel zwischen weit auseinander und intensiv beieinander.«
- »Sie beschreiben beide, dass Sie sich seit der letzten Sitzung mit Ihren Problemen im Kreis drehen. Jetzt könnte es aber sein, dass Sie zwar verlässlich immer wieder an denselben Punkt gelangen, sich aber keineswegs im Kreis drehen, sondern sich vielmehr auf einer Spirale befinden, die sich langsam, aber sicher doch in eine bestimmte Richtung bewegt. Würden Sie diesen Unterschied merken?«

Tipp 18
Mache dir eine Checkliste für das Erstgespräch

Systemische Paartherapie ist durchaus vielschichtig. Da wir von einem Konzept des »Pacing und Leading« ausgehen (→ Tipp 4), reagieren wir in der ersten Einheit nicht nur spontan und intuitiv, sondern steuern vieles aktiv. Um dabei vor allem als Anfänger:in Sicherheit zu erlangen und nichts zu vergessen, hilft eine kurze Checkliste. Unser kleiner Spickzettel unterstützt uns auch noch nach Jahren professionellen Arbeitens, in Erstgesprächen den Überblick zu behalten.

Auf den Punkt gebracht:

Nicht alles muss in der ersten Sitzung einer Paartherapie gelingen oder untergebracht werden, diese drei Punkte sollten aber erfüllt sein:

- Das Paar hat einen eindeutigen gemeinsamen Auftrag zur Paartherapie erteilt oder zumindest Klarheit über den Nutzen von Paartherapie gewonnen.
- Als Therapeut:in hast du viele Informationen erhalten, die als Basis für deine ersten Hypothesen dienen.
- Die Paarbeziehung wurde im Gespräch auf eine Art und Weise in den Blick genommen, die bereits erste Unterschiede zum Problemerleben erzeugt hat.

Wir machen das so:

1. Begrüßung:
   Das Paar kommt in den Beratungsräumen an und sucht sich Sitzplätze aus. Es wird willkommen geheißen und die Therapeut:innen stellen sich vor, falls sie noch nicht miteinander bekannt sind.

2. Setting und Spielregeln vereinbaren:
   Wir Therapeut:innen geben einen Hinweis auf die Dauer und Zeitverwaltung der ersten Sitzung, etwa so: »Wir haben neunzig Minuten Zeit, um einander kennenzulernen; ich werde gut auf die Zeit schauen und ein paar Minuten vor Ende nehmen wir uns noch einige Minuten, um zu überlegen, wie es weitergehen soll.« Wir Beratenden stellen heraus, welches Ergebnis (Output) am Ende dieses ersten Termins stehen soll, etwa so: »Heute geht es vor allem darum, eine Entscheidungsgrundlage für Sie beide zu schaffen, ob Paartherapie für Sie hilfreich sein könnte.« Wir Therapeut:innen erläutern die Spielregeln der Paartherapie, etwa so: »Auch wenn es schwer ist, bitte lassen Sie einander ausreden. Ich bemühe mich, dass Sie beide von mir annähernd die gleiche Aufmerksamkeit erhalten. Bitte geben Sie mir einen Hinweis, wenn Sie gefühlt zu kurz kommen.« Auch Tipp 6 und 9 sollten hier Erwähnung finden.
3. Eckdaten des Paares erfragen:
   Details sind für jede Therapie bedeutsam, deshalb sollten in der ersten Sitzung Informationen zu den Partner:innen eingeholt werden, etwa deren Alter, Berufe, Dauer und Format der Beziehung (Ehe, Lebensgemeinschaft, Wohnsituation, Kinder, Patchworkfamilie) sowie ob es Vorerfahrungen mit Psycho- bzw. Paartherapie gibt.
4. Kontext erfragen:
   Um die Ausgangssituation der Paartherapie besser einschätzen zu können, fragen wir Therapeut:innen gleich zu Beginn, wer von den Partner:innen die Idee zur Paartherapie hatte, wer recherchiert hat und was der Person dabei wichtig war und wie sie auf uns gestoßen ist, z. B. Empfehlung oder Überweisung (→ Tipp 12).
5. Auftrag erkunden:
   Für uns Therapeut:innen ist es von großem Wert, vom Paar zu erfahren, was die Idee hinter der Anmeldung zum Kennenlerngespräch für eine mögliche Paartherapie war. Wir fragen konkret: Wer hat welche Erwartungen? Wie heißt das Problem? Wann ist das Problem aufgetaucht? Ist der Leidensdruck gleich verteilt? Was hat das Umfeld für einen Eindruck? Etc. Diese Fragen hel-

fen bei der Einschätzung, was ein möglicher Auftrag des Paares sein könnte (→ Tipp 13).

6. Ziel erkunden:
   Bereits in der ersten Sitzung sollte das Ziel der Paartherapie ausgelotet werden: Woran wäre eine gelungene Paartherapie zu bemerken? Was soll am Ende der Paartherapie anders sein? Haben beide Partner:innen dasselbe Ziel (→ Tipp 14)? Etc.
7. Ressourcen erkunden:
   Um das Problemerleben des Paares unmittelbar abzumildern und zu verändern, sollten die Therapeut:innen im ersten Termin das vorhandene Potenzial, das Gelingende und die Ressourcen der Beziehung in den Blick nehmen (→ Tipp 7 und 15).
8. Vereinbarungen treffen:
   Am Ende des Kennenlerngesprächs gilt es zu überlegen, ob und wie der paartherapeutische Prozess weitergehen soll, etwa durch Fragen wie: Ist Paartherapie das Richtige für Sie? Wollen Sie noch einmal drüber schlafen? Wäre ein Termin alle vier bis fünf Wochen für Sie in Ordnung? Wären Sie bereit, bis zum nächsten Termin eine kleine Hausaufgabe zu erfüllen?

Tipp 19

Mache dir eine Checkliste für die 2. Stunde – so geht es weiter

Von der Stundenchoreografie her ist es ratsam, den zweiten Termin mit einer Wiederanknüpfung an die erste Einheit zu beginnen und etwaige Entwicklungen und Veränderungen beim Paar abzufragen. Da unserer Erfahrung nach in der ersten Einheit oft nicht genug Zeit war, um alle wichtigen Grundlegungen einer systemischen Paartherapie vorzunehmen, gilt es, dies spätestens bis zum Ende der zweiten Sitzung zu erledigen. Auftrag und Ziel sollten bis dahin sauber erarbeitet sein (→ Tipp 13 und 14). Zum Abschluss der zweiten Einheit empfiehlt es sich, wieder eine Hausaufgabe mitzugeben (→ Tipp 60), um den Transfer in den Alltag zu unterstützen. Für uns Therapeut:innen ist das Ziel der zweiten Sitzung, eine erste Hypothesenbildung zu entwickeln, welche Art von Muster das Paar erzeugt (z. B. Nähe–Distanz, Bedrängen–Rückzug, Gerechtigkeit–Großzügigkeit etc.), und Ideen zu bekommen, wie dieses Muster unterbrochen werden könnte.

Auf den Punkt gebracht:

Folgende Checkliste kann dir helfen, die 2. Stunde einer Paartherapie zu planen und zu gestalten:

1. Frage nach Veränderungen in den letzten Wochen seit dem Erstgespräch, gibt es etwaige Verbesserungen oder Kontextveränderungen?
2. Erkundige dich nach der Hausaufgabe, falls eine im Erstgespräch mitgegeben wurde und signalisiere damit Verbindlichkeit.
3. Wiederhole kurz die Inhalte der ersten Stunde, um für alle den Anschluss herzustellen.

4. Frage beim Paar nach, ob das Therapieziel noch dasselbe ist bzw. konkretisiere es spätestens jetzt. Stelle sicher, dass die Partner:innen realistische Erwartungen an die Paartherapie haben (Tipp 9) und kläre den Auftrag (Tipp 13).
5. Kontextualisiere das Problem, mache Ausnahmen und Unterschiede sichtbar, etwa so: Bis wann war die Beziehung gut? Gibt es Zeiten, Orte oder Situationen, wo das Problem abwesend ist? Etc.
6. Normalisiere das Problem, um das Paar zu entlasten, etwa so: »In so einer stressigen Phase ist es doch ganz normal, dass Sie über XY streiten.«
7. Interessiere dich nochmals für die Problemerklärungen der beiden und versuche dadurch, das destruktive Muster zu erkennen und sichtbar zu machen, etwa so: »Schildern Sie mir doch mal eine typische Situation, die Sie als problemhaft erleben.«
8. Denke immer wieder daran, die Ressourcen des Paares zu erfragen, etwa so: »Es kann ja nicht nur hässlich sein zwischen Ihnen. Wo und wann kommen Sie noch in Kontakt mit Ihrer Liebe?«
9. Überprüfe deine Neutralität (→ Tipp 5). Falls du Sorge hast, einer der beiden Partner:innen habe sich eventuell benachteiligt oder bevorzugt gefühlt, frage nach, wie die beiden die Sitzung erlebt haben und schärfe bei Bedarf die therapeutische Beziehung nach.
10. Wähle eine passende Hausaufgabe aus (s. Tipp 60) und schließe die Stunde mit der Vereinbarung eines Folgegesprächs.
11. Bilde im Anschluss an die 2. Sitzung eine erste Hypothese zum destruktiven Muster des Paares.

Tipp 20
Finde und halte den roten Faden, er ist Gold wert

Dieser Tipp könnte ganz am Anfang unseres Buches stehen oder in der Mitte oder auch ganz am Ende: Folge dem roten Faden! Gerade zu Beginn unserer Arbeit als Paartherapeutinnen hatten wir kein Konzept, das uns geholfen hätte, uns vor, während und zwischen den Sitzungen zu orientieren. Uns fehlte damals der berühmte rote Faden. Wir mussten ihn erst mühsam finden.

Unser roter Faden beginnt mit einem klaren Auftrag (Tipp 13). Wie lange es auch dauert, wir starten den paartherapeutischen Prozess immer mit der Erarbeitung eines gemeinsamen klaren Auftrages. Erst danach erfolgt die Umsetzung, d. h., es wird versucht, die belastenden Muster in der Paarbeziehung zu unterbrechen. Bei der Umsetzung fangen wir zunächst mit der kleinstmöglichen Intervention an und arbeiten uns anschließend schrittweise voran. Bei vielen Paaren reicht schon eine minimalinvasive Begleitung, bei manchen müssen wir die Intensität der Interventionen steigern. Dabei gilt in allen Fällen: So wenig wie möglich, so viel wie nötig. Am Ende des paartherapeutischen Prozesses wird das Ergebnis evaluiert: Wurden Ziel und Auftrag erreicht? Den Weg dorthin werden wir auf den folgenden Seiten ganz genau beschreiben, der rote Faden ist immer der gleiche.

Auf den Punkt gebracht:

Schritt 1: Wir investieren viel Energie in die Auftragsklärung. (Was genau soll anders werden?)
Schritt 2: Wir versuchen, das Problem zu kontextualisieren und zu normalisieren. (Wenn das reicht, weiter zu Schritt 6.)

Schritt 3: Wir machen die Interaktionsmuster sichtbar. (Wenn das reicht, weiter zu Schritt 6.)
Schritt 4: Wir machen die Persönlichkeitsanteile sichtbar. (Wenn das reicht, weiter zu Schritt 6.)
Schritt 5: Wir werben um Verständnis für biografische Muster.
Schritt 6: Wir evaluieren den Prozess.
Schritt 7: Wir beenden die Paartherapie.

Tipp 21
Setze das Problem in einen Kontext und normalisiere es

Mitunter reicht es in der Paartherapie schon, zwei Menschen zu spiegeln, dass ihre aktuellen Umstände und Rahmenbedingungen (d. h. der Kontext) fast jedes Paar ins Trudeln bringen würde. Deshalb ist der Satz »Unter solchen Umständen ist Ihr Problem doch ganz normal!« manchmal bereits der entscheidende Wendepunkt, trägt aber auf jeden Fall zu einer ersten Entlastung bei.

Auf den Punkt gebracht:

Interessiere dich jedenfalls für den Kontext, in dem ein Problem entstanden ist. Bestimmte Kontexte sind für fast jede Beziehung ein Stresstest. Sei besonders hellhörig für folgende Erzählungen:

- Kleine Kinder sind immer eine Herausforderung für ein Paar. Je geringer der Abstand zwischen den Geschwistern, desto mehr Energie fließt von der Paarbeziehung in die Elternrolle.
- Die berufliche Veränderung einer Person geht mitunter mit Belastungen für sie und ihre Beziehungen einher. Arbeitslosigkeit, berufliche Neuorientierung und Unternehmensgründung absorbieren unter Umständen viel Aufmerksamkeit und ziehen sie von der Paarbeziehung ab.
- Ein Hausbau birgt ein gewisses finanzielles Risiko und ist mit zahlreichen unvorhersehbaren Unwägbarkeiten gepflastert. Zeitdruck, die Anforderungen an Flexibilität und Kompromissbereitschaft sind große Herausforderungen, die die Bedürfnisse der Partner:innen beinahe zwangsläufig in den Hintergrund treten lassen.

- Die Krankheit einer der Partner:innen (z. B. ein Burnout) bringt die Paarbeziehung in einigen Fällen aus der Balance, auch weil sich die Rollen innerhalb der Partnerschaft ändern.
- Wird eine nahestehende Person krank oder stirbt, kann das ein Paar oder eine:r der Partner:innen tief erschüttern und das bisher als sicher und gut Erlebte infrage stellen.
- Der Auszug der erwachsenen Kinder verändert das häusliche System und wirft die Eltern auf sich zurück. Statt der Kinder steht nun wieder der Partner bzw. die Partnerin im alltäglichen Fokus.
- Der Ausstieg aus dem Berufsleben organisiert das Leben eines Paares neu. Hat man bis dahin einen Großteil des Tages getrennt voneinander mit anderen Menschen verbracht, steht es dem Paar nun frei, die gesamte Zeit gemeinsam zu verbringen. Ob das gewünscht ist und wie diese Zeit gestaltet wird, kann selbst für die stabilste Beziehung eine Entwicklungsaufgabe sein.

Wir machen das so:

»Beziehungen gehen durch unterschiedliche Phasen, das ist ganz normal. Beziehungen verändern sich, weil Menschen und Umstände sich verändern. Die Regeln, die vor ein paar Jahren gegolten haben, gehören dann eben überprüft. Bestimmte Lebensphasen sind für alle Paare stressig: Familiengründung, pflegebedürftige Eltern, Hausbau, neuer Job, empty nest usw. – da kommen alle Zweierbeziehungen zunächst unter Druck. Paartherapie kann dabei helfen, Sehnsüchte und Bedürfnisse im neuen Kontext anders zu organisieren. Darin steckt auch die Chance: herauszufinden, was an diesem Punkt des Lebens beiden guttut.«

Tipp 22

Verallgemeinere das Problem und erzeuge damit wieder eine Normalisierung

Wir haben die Erfahrung gemacht, dass es für die Paare, die zu uns kommen, hilfreich ist, ganz allgemein über Beziehungen und Beziehungsprobleme zu sprechen. Dadurch wird deutlich, dass es für jedes Paar ganz normal ist, Konflikte und Differenzen zu erleben und keine Beziehung nur Glück und anhaltende Harmonie bedeutet.

Auf den Punkt gebracht:

Zeige dich als Therapeut:in gegenüber den Problemen eines Paares generell gelassen. Je »normaler« du ein Problem durch deine Haltung bewertest, desto optimistischer werden die Partner:innen bezüglich einer guten Zukunft.

Wir machen das so:

»Die Paarforschung sagt, dass jedes Paar so ein Lieblingsproblem hat und dass diese Probleme erstaunlich stabil sind. Wenn man Interviews mit Paaren durchführt, kommt man schnell darauf, dass dieses Lieblingsproblem eigentlich von Anfang an bestand – außer vielleicht in der allerersten knallbunten Verliebtheit – und auch nach vierzig Jahren noch dasselbe ist. Und Paartherapie kann dieses Lieblingsproblem auch nicht wegzaubern, das ist die schlechte Nachricht. Aber sie kann ihm eine andere Bedeutung geben, und das ist eine sehr gute Nachricht. Anstatt auf das Problem mit ›Oh Gott, nicht schon wieder!‹ zu reagieren, lernen Paare in der Therapie zu sagen: ›Ach so, das schon wieder!‹

Das Problem ist wie ein stinkendes Haustier, das mit im Haushalt lebt, und ab und an hinterm Ofen hervorkommt und stört. Ein Paar kann lernen, es sich auch neben einem stinkenden alten Haustier sehr gemütlich zu machen. Das Bild, das mir dazu einfällt, stammt aus der alten Fernsehserie ›The Munsters‹. In ihr geht es um eine Familie aus lauter liebenswerten Gruselgestalten, Vampiren, Frankenstein und so weiter. Im Haushalt des Munsters lebt unter der Treppe ein Drache, Spot. Hin und wieder geht er die Kellertreppe hinauf und es faucht und spuckt fürchterlich von unten herauf. Dann geht das weibliche Familienoberhaupt, Lily Munster, vorbei und klickt mit dem Ellbogen die Kellertür wieder zu: ›Ach, der schon wieder!‹ So könnte es auch in Ihrer Beziehung gehen.«

Oder so:

»In Beziehungen zu streiten wird allgemein als ›schlecht‹ angesehen. Streiten ermöglicht in vielen Fällen aber erst wirkliche Nähe auf der Basis gegenseitigen Vertrauens. Denn im Streit werden die verletzbaren Seiten einer Person, ihre Betroffenheit und ihre tiefen Gefühle sichtbar. Und im Streit fallen die Masken und wir sind echt. An dieser Echtheit können Beziehungen wachsen. Das gegenseitige Verständnis und die beidseitige Achtung können gefördert werden. Leider haben wir aber alle zu wenig gelernt, wie man richtig streitet. Deshalb ist es wichtig, eine konstruktive Form des Streitens zu lernen. Auch dafür könnte Paartherapie da sein. Wären Sie daran interessiert?«

Tipp 23
Wähle eine Intervention

Das Wort »Intervention« leitet sich vom lateinischen *intervenire* ab, was »Dazwischentreten« oder »sich einmischen« bedeutet. Überträgt man diese Konnotation auf den paartherapeutischen Prozess, heißt das, dass Interventionen absichtsvolle Versuche der Therapeut:innen sind, Unterschiede zu evozieren, anzupassen und zu sichern (Levold u. Wirsching, 2020). Als Paartherapeut:innen wollen wir dysfunktionale Muster in der Beziehung unterbrechen, wodurch Neues entstehen kann. Das Neue soll vom Paar als sinnvoll wahrgenommene Alternative zu bestehenden Mustern erkannt und im Alltag verankert werden.

Welche Interventionen Therapeut:innen auswählen, folgt unterschiedlichen Kriterien. Sie ergeben sich aus den folgenden Elementen:

- Welche Hypothesen der oder die Therapeut:in über das Problem, seine Aufrechterhaltung und Funktion gebildet hat.
- Welche Formulierungen und Narrative Klient:innen bezüglich ihrer Ideen (Hypothesen) zum Entstehen des Problems, zur Lösung und ihren Hindernissen verwenden und in welcher Form, sich die Klient:innen am besten verständigen.
- Welche Stärken und Vorlieben Therapeut:innen haben, denn an denen werden sie sich pragmatisch orientieren (welche Interventionen liegen mir, welche Erfahrungen habe ich bisher mit ihnen gemacht etc.), sowie an den realistischen Möglichkeiten des Paares.

Die tatsächlich eingesetzte Intervention ist immer die Schnittmenge der beschriebenen Elemente.

Interventionen sind systemisch gesehen Versuche, einen Unterschied zu erzeugen. Indem Therapeut:innen an der dominanten Erzählung der Klient:innen zweifeln, soll deren eingeengte, problemfokussierte Sichtweise erweitert werden. Therapeut:innen fragen etwa danach, was bisher ausgelassen und nicht erzählt wurde. Sie stellen die dominante Erzählung infrage und fokussieren nach der Würdigung der Problemerzählung auf Lösungsbilder und Ausnahmen. Je größer das Spektrum an Interventionen ist, das den Therapeut:innen zur Verfügung steht, desto größer sind die Möglichkeiten der Passung und Individualisierung von unterschiedsorientierten Erzählungen.

Tipp 24
Mache Muster durch Fragen erkennbar

Fragen sind *die* zentrale Interventionsform in der Systemischen Therapie. Mit jeder Frage wird eine neue Information angeboten. Fragen können hilfreiche Suchprozesse in Gang bringen. Fragen helfen uns Therapeut:innen, die inneren Landkarten eines Paares zu erkunden. Die Aufmerksamkeit des Paares kann durch Fragen in eine für sein Ziel hilfreiche Richtung gesteuert werden. Fragen erkunden Umstände, Kontexte, Ausnahmen, Unterschiede, Möglichkeiten und Sehnsüchte. Fragen sind eine kommunikative Verfremdung – *so* hat sich das Paar bisher noch nie über seine Probleme (und mögliche Lösungen) ausgetauscht.

»Ein Symptom, ein Problem, eine Krankheit sind keine Dinge, sondern Prozesse, gebildet durch Handlungen und Kommunikationen verschiedener Personen« (von Schlippe u. Schweitzer, 1998, S. 141). Um Probleme zu verändern, ist es also sinnvoll, die Kommunikationen positiv zu verstören. Und unser liebstes Werkzeug dabei sind Fragetechniken.

In der Literatur finden sich mehrere Möglichkeiten, die Fülle an Fragemöglichkeiten zu strukturieren. Zum Beispiel unterscheidet Karl Tomm (2018) vier Hauptgruppen von Fragen, die wir für Anfänger:innen im systemischen Fragen als besonders nützlich erleben:

- lineare Fragen (→ Tipp 25),
- zirkuläre Fragen (→ Tipp 26),
- strategische Fragen (→ Tipp 27),
- reflexive Fragen (→ Tipp 27).

Arist von Schlippe und Jochen Schweitzer (2016) unterscheiden die Fragetypen noch genauer in:

- Fragen, die Unterschiede verdeutlichen (→ Tipp 27), wie
  - Skalierungsfragen,
  - Rangreihungsfragen,
  - Prozentfragen,
  - Übereinstimmungsfragen,
  - Vergleiche von Subsystemen,
- lösungsorientierte Fragen – Verbesserungsfragen (→ Tipp 29), wie
  - Fragen nach Ausnahmen von Problemen,
  - Fragen nach Ressourcen,
  - der Wunderfrage (→ Tipp 32),
- problemorientierte Fragen – Verschlimmerungsfragen (→ Tipp 28),
- Fragen nach dem Nutzen eines Problems,
- auf die ferne Zukunft gerichtete Fragen,
- »Fake it, till you make it«-Fragen.

Auf den Punkt gebracht:

Es gibt keine falschen Fragen, sondern nur nützliche! Je häufiger du mit den Fragetechniken arbeitest, desto leichter wird es dir fallen, jedem Paar die passenden Fragen zu stellen. Entwickle ruhig deine eigenen Lieblingsfragen, unsere Beispiele sind nur als Inspiration gedacht. Sei versichert: Mit einer Frage kann man nichts falsch machen. Antworten, die nicht ohnehin schon da waren (auch schmerzhafte) lassen sich nicht allein durch eine Frage evozieren. Die Hauptsache ist, die Frage erzeugt irgendeinen Unterschied!

Tipp 25
Nutze günstige lineare Fragen

Lineare Fragen haben in der Regel einen untersuchenden Charakter. In ihrem Zentrum steht die Erhebung von Daten und Fakten: Wer hat wie gehandelt? Wo, wann und warum? Diese Frageform ist allen in beratenden Berufen tätigen Menschen sehr vertraut. Es ist allerdings ratsam, hierbei zwischen günstigen und ungünstigen Frageformen zu unterscheiden. So sollten beispielsweise Warum-Fragen vermieden werden, da sie einen verhörenden, insistierenden Anschein erwecken und das Gegenüber eher zur Rechtfertigung als zur Reflexion anregen.

Beispiele für günstige lineare Fragen sind:

- Wie alt sind Sie?
- Wer hat wie viel Erfahrung mit Psychotherapie generell?
- Wie haben Sie auf diese Kränkung reagiert?
- Seit wann sind Sie ein Paar?
- Gab es frühere Ehen?
- Gibt es Kinder aus anderen Beziehungen?
- Waren Sie schon einmal in Paartherapie?
- Wer hat die Idee mit der Paartherapie ins Spiel gebracht?

Nutze lineare Fragen sparsam und vorwiegend dann, wenn du Informationen auf schnellem Wege einholen willst.

Tipp 26
Nutze zirkuläre Fragen

Zirkuläre Fragen dienen in der systemischen Arbeit der genauen Exploration und eröffnen ein breites Feld von unterschiedlichen Erzählungen und Perspektiven. Dadurch wird die Vernetzung von Systemen offensichtlich. Das bedeutet, dass durch diese Form der Fragestellung Ideen und Meinungen über andere deutlich werden, z. B. bei der Frage: »Was hat Ihren Mann wohl veranlasst, mit mir Kontakt aufzunehmen?« Durch diese Art der Fragestellung erfahre ich die Vermutung der Partnerin oder des Partners, weshalb der Mann einen Termin zur Paartherapie ausgemacht hat. Diese muss sich nicht unbedingt mit seinen tatsächlichen Motiven decken. Der Mehrwert entsteht dadurch, dass Paare die Gedanken des oder der anderen über das eigene Verhalten erstmals laut ausgesprochen hören und darüber ins Gespräch kommen können. Denn einer der größten Irrtümer vieler (Langzeit-)Paare ist, dass beide einander so gut kennen, dass sie ohnehin wissen, was der bzw. die andere wolle und denke. Gleichzeitig eignen sich zirkuläre Fragen auch dafür, Erzählungen von dritten Personen in den Raum zu holen.

Versteht man das Erhalten von neuen Informationen als einen Unterschied, der einen Unterschied erzeugt, ist das grundlegende Prinzip der zirkulären Befragung der Gewinn von Informationen durch Unterscheidung und Abgrenzung. Da neue Beschreibungen, Erklärungen und Bewertungen eingeholt werden, lassen sich bisherige Beschreibungen, Erklärungen und Bewertungen des Paares aufweichen und stören (Retzer, 2011).

Auf den Punkt gebracht:

Übe dich für paartherapeutische Gespräche in zirkulärem Fragen. So erzeugst du viele Momente, in denen Paare in einen aktiven Suchprozess gehen müssen und erstmals Dinge aussprechen, die sie so bisher noch nicht besprochen haben. Meist kennen die Paare Antworten auf lineare Fragen wie: Was stört mich an der Situation? Aber sie kennen selten die Antwort auf Fragen wie: »Was glaubt Ihr:e Partner:in, was Sie an der aktuellen Situation stört?«

Wir machen das so:

- »Was denken Sie, war die Idee Ihres Partners dabei, für Ihre Beziehung Paartherapie ins Spiel zu bringen?«
- »Was hat die Person, die mich empfohlen hat, wohl für Ideen, warum gerade ich Ihnen hilfreich sein könnte?«
- »Wenn ich Ihre Partnerin fragen würde, wie das Problem heißt, was würde sie mir wahrscheinlich antworten?«
- »Welche Hoffnungen setzt Ihr Partner in die Paartherapie?«
- »Was würden Ihre Trauzeugen sagen, wie Sie in die derzeitige Krise geschlittert sind?«

Tipp 27
Nutze strategische und reflexive Fragen

Strategische Fragen lenken die Antwortenden vor dem Hintergrund bestimmter Annahmen in eine gewisse Richtung. In der Regel liegen diesen Fragen Hypothesen der Paartherapeut:innen zugrunde. Strategische Fragen könnten etwa so lauten:

- Woran würden Sie denn merken, dass Ihr Mann Sie ausreichend unterstützt?
- Was müsste Ihre Frau tun oder sagen, damit Sie sicher sein können, dass sie Ihren Beitrag würdigt?
- Wenn Geld keine Rolle spielen würde, wie wären die Rollen in Ihrer Beziehung verteilt?
- Wie seid ihr denn mit Thema Ungerechtigkeit und Fairness umgegangen, als die Fronten noch nicht so verhärtet waren?
- Wenn sich gar nichts zwischen euch ändert, wie geht es dann weiter?

Reflexive Fragen laden das Paar ein, die Implikationen seiner aktuellen Wahrnehmungen und Handlungen auf andere zu reflektieren. Sie werden vor dem Hintergrund zirkulärer Annahmen gestellt. Reflexive Fragen könnten z. B. wie folgt formuliert sein:

- Angenommen, Ihre Frau könnte gut sehen, dass Sie sich sehr bemühen, wie würde sie sich dann verhalten?
- Würde sie sich dann, auch wenn Sie als Mann an Ihrem aktuellen Verhalten gar nichts verändern, mehr oder weniger alleingelassen fühlen?
- Und angenommen, Ihr Mann könnte sich in Ihre Erschöpfung anders einfühlen, wie würde er sich dann verhalten?

Tipp 28

Frage nach Ausnahmen und Unterschieden

Fragen, die Ausnahmen und Unterschiede in der Wahrnehmung des Paares verdeutlichen sollen, können in Rangreihungsfragen, Skalierungsfragen, Prozentfragen oder Übereinstimmungsfragen unterteilt werden.

Mit *Rangreihungsfragen* lassen sich Unterschiede in den Sichtweisen und Beziehungen explizit und deutlich herausarbeiten, z. B. so:

- Was ist Ihrem Mann denn wichtiger: ein aufgeräumtes Haus oder lustvoller Sex?
- Welche Art von Unterstützung wäre Ihrer Frau denn besonders wichtig bzw. besonders unwichtig?
- Wer freut sich über den Einzug des neuen Vierbeiners am meisten?
- Wer von Ihnen beiden ist heute mit der größeren Zuversicht hergekommen, dass wir den nächsten Schritt erfolgreich gehen werden?
- Wer von Ihren drei Kindern schätzt die grenzenlose Geduld Ihres Partners am meisten?
- Sie nennen drei wesentliche Themen, die Sie in der Paartherapie besprechen wollen. In welcher Reihenfolge sollen diese behandelt werden?

Skalierungsfragen werden in der systemischen (Paar-)Therapie bevorzugt eingesetzt, um Dinge zu erfahren, die in der Realität objektiv nicht oder nur schwer messbar sind. Dadurch können subjektive Eindrücke, Motivationen, Wahrnehmungen, Gefühle sowie auch empfundene Fortschritte des paartherapeutischen Prozesses besprochen und verglichen werden. Solche Fragen könnten z. B. so gestellt sein:

- Auf einer Skala von 0 bis 10, wo würden Sie Ihre Beziehungsqualität aktuell einordnen?
- Und was wäre ein guter Zielwert am Ende einer gelungenen Paartherapie?
- Wann waren Sie denn das letzte Mal auf diesem Zielwert?

Mit *Prozentfragen* können Stimmungen, Ideen, Überzeugungen und Meinungen differenziert werden. So lassen sich z. B. Ambivalenzen oder einander widersprechende Strebungen der Partner:innen zunächst deutlich machen, um sie im weiteren Verlauf zu »verflüssigen« (von Schlippe u. Schweitzer, 2016, S. 143 f.). Prozentfragen wären z. B.:
- Zu wie viel Prozent hat dieser Konflikt Ihre Ehe in Geiselhaft genommen?
- Wie viel Prozent Ihrer Lebenszeit würde Ihre Frau in einer guten Zukunft für Gerechtigkeitsthemen aufbringen wollen?
- Wenn das Herz Ihres Mannes zwiegespalten wäre, ein Teil wolle sich trennen, der andere unbedingt die Beziehung bewahren, wie wäre das prozentuell verteilt?
- Für wie endgültig halten Sie auf einer Prozentskala von 0 bis 100 die Absicht Ihrer Partnerin, das neue Jobangebot im Ausland anzunehmen?
- Wie groß schätzen Sie die Wahrscheinlichkeit ein, dass Ihr Partner die Beziehung öffnen wird, obwohl Sie große Angst davor haben, dass dies alles noch komplizierter machen könnte?

Übereinstimmungsfragen stellen Paartherapeut:innen nach vorangegangenen Fragen an eine:n der beiden Partner:innen, um Zustimmung oder Ablehnung der anderen Person zu erfragen, etwa so:
- Stimmen Sie dem zu oder sehen Sie das anders?
- Sehen Sie das auch so wie Ihre Frau?
- Ihr Freund hält den Umzug für eine wunderbare Chance, einen Neuanfang zu gestalten. Wie sehen Sie das?
- Worüber sind Sie sich auf alle Fälle einig?

Mit Fragen, die das *Vergleichen von Subsystemen* im Fokus haben, zeigen sich Koalitionen und Bündnisse in einem Paar- bzw. Familiensystem (von Schlippe u. Schweitzer, 1996, S. 144). Dazu kann man

z. B. zirkulär Dritte einladen, die Intensität der Paarbeziehung im Zeitverlauf zu bewerten, etwa so: »Was glauben Sie, wie Ihre Trauzeugen Ihre Beziehungsqualität einschätzen – am Hochzeitstag vs. jetzt?« Ein Vergleich von bzw. durch Subsysteme lässt sich folgendermaßen erfragen:

- Haben Sie das Gefühl, dass Ihr Mann und seine Freunde Sie bei gemeinsamen Unternehmungen ausgrenzen?
- Halten Ihre Kinder in dieser Sache eher zum Team Mama oder zum Team Papa?
- Wie sehen Sie das als Vater: Hat Ihre Tochter ein zu enges Verhältnis zu ihrer Mutter?
- Wie schätzen Sie die Beziehung zwischen Ihrer Partnerin und deren Mutter ein?
- Wer hat hier mehr Durchsetzungsvermögen, Sie und Ihre Tochter oder Ihr Partner?

Tipp 29
Irritiere mit problemorientierten Fragen

Verschlimmerungsfragen eignen sich in der Paartherapie für jene Paare, die sich (aus unterschiedlichen Gründen) noch nicht auf lösungsorientierte Fragen einlassen können. Dies wird offensichtlich, wenn Paare auch bei Fragen nach Ressourcen, Ausnahmen und dem Gelungenen immer wieder in das Klagen und Beschreiben von Schwierigkeiten zurückkehren. In solchen Fällen nutzen wir problemorientierte Fragen. Denn angenommen, dass Paare zu Beginn der Gespräche keine Ahnung haben, wie es in der Beziehung wieder besser werden könnte und was sie dazu beitragen müssten, haben sie in der Regel ein großes Wissen darüber, wie es noch viel schlimmer werden könnte. Wie lässt sich dieses Wissen nutzen? Wer eine Idee hat, was es braucht, um eine Situation so richtig zu verschlimmern, lässt sich im Anschluss meist auch auf den Rückkehrschluss ein (von Schlippe u. Schweitzer, 1996, S. 160). Problemorientierte Fragen können wie folgt aussehen:

- Was müssten Sie tun, damit Ihre Ehe auf jeden Fall scheitert?
- Wie könnten Sie die Beziehungsqualität von 3 auf 1,5 runterschrauben?
- Was müssten Sie machen, damit Ihre Frau den nächsten Wutanfall bekommt?
- Wie müssten Sie sich verhalten, damit Ihr Mann wieder schweigend das Haus verlässt?
- Was müssten Sie beide tun, damit Sie Ihre Probleme behalten oder sogar noch vergrößern könnten?
- Wie könnten Sie Ihren Partner so richtig unglücklich machen?
- Wie könnten Sie Ihren Partner zu einem Verhalten einladen, dass es Ihnen so richtig schlecht geht?

Tipp 30

Steuere mit lösungsorientierten Fragen

Unabhängig vom Gesprächskontext neigen Menschen sowohl in der Paartherapie als auch bei Unterhaltungen im Freundeskreis dazu, als Erstes über ihre Probleme zu reden. Das, was gerade schwierig ist, zieht in den Bann, geht einem womöglich ständig durch den Kopf. Der Fokus ist auf die Herausforderung gerichtet und je länger der Blick auf dem Problem ruht, desto mehr schränkt sich der Blickwinkel ein. Parallel geht der Blick auf das, was funktioniert, verloren (von Schlippe u. Schweitzer, 1996, S. 157 f.). Für Paartherapeut:innen gilt es deshalb, den Blickwinkel der Paare wieder zu erweitern. Dies kann mit lösungsorientierten Fragen gelingen. Darunter verstehen wir alle Fragen nach Ausnahmen von Problemen. Wir folgen hier der Logik, dass es trotz all dem Schwierigen in der Paarbeziehung doch noch Momente des Geglückten geben muss, denn sonst hätte sich das Paar schon längst getrennt. Wir interessieren uns dafür, wann es einen solchen Moment in letzter Zeit gegeben hat. Zusätzlich stellen wir Fragen nach Ressourcen: Was hat dem Paar bisher in Krisen geholfen? Welche dieser Fähigkeiten, Einstellungen und Verhaltensweisen lassen sich auch in der jetzigen Situation wieder nutzen?

Wir machen das so:

- »Wir haben nun einige Zeit lang genau über das gesprochen, was Sie beide als schwierig erleben. Ich denke, ich habe über das Problem einen ersten guten Überblick erhalten. Wissen Sie aber, was mich noch interessieren würde? Trotz allem Schwierigen – es muss doch noch Momente des Geglückten geben, sonst hät-

ten Sie sich doch längst getrennt. Wann gab es einen solchen geglückten Moment in letzter Zeit?«
- »Was hat Ihnen denn bisher in Krisen geholfen? Wie sind Sie bis jetzt gemeinsam mit ähnlich oder anderen schwierigen Situationen in Ihrer Beziehung umgegangen?«
- »Was in Ihrer Beziehung ist trotz all dem Schwierigen so wertvoll, dass Sie es unbedingt bewahren wollen?«
- »Was gefällt Ihnen an sich selbst als Partner oder Partnerin?«

Eine sehr elaborierte Form einer lösungsorientierten Frage ist die *Wunderfrage* nach Steve de Shazer (2019). Mit ihr führt de Shazer Einzelpersonen in eine Lösungstrance und wendet sie besonders in Fällen an, in denen Menschen keine Ausnahmen vom Problem finden können. Nichts will gelingen, alles ist furchtbar. Dann bleibt noch, auf ein Wunder zu hoffen. Diese Technik ist auch in der Paartherapie und -beratung gut einzusetzen. Die Wunderfrage hilft, folgende – meist verborgene – Ressourcen zu heben:
- Wann tritt das Problem *nicht* auf?
- Wie präsentiert sich meine Welt, wenn das Problem gelöst ist?
- Was tritt an die Stelle des alten Problems?
- Wie kann man den Fokus auf die Lösung lenken?

Wir machen das so:

»Ich möchte Ihnen jetzt eine ungewöhnliche Frage stellen. Stellen Sie sich dafür vor, Sie gehen nach Hause und legen sich wie immer ins Bett. Während Sie heute Nacht schlafen und es ganz ruhig ist, geschieht ein Wunder. Das Wunder besteht darin, dass das Problem, das Sie hierhergeführt hat, gelöst ist. Allerdings wissen Sie nicht, dass das Wunder geschehen ist, weil Sie ja schlafen. Wenn Sie also morgen früh aufwachen, was wird dann anders sein, das Ihnen sagt, dass ein Wunder geschehen ist und das Problem, das Sie hierhergeführt hat, gelöst ist?»

Weiterführende Fragen im Anschluss an die Wunderfrage könnten diese sein:

- »Wer von Ihnen würde als Erstes erkennen, dass das Wunder über Nacht geschehen ist, und woran?«
- »Woran könnten Sie es außerdem erkennen?«
- »Woran werden andere, denen Sie nichts von dem Wunder erzählt haben, erkennen, dass das Wunder stattgefunden hat?«
- »Wann in letzter Zeit (vielleicht vor Tagen, Stunden, Wochen) waren Dinge und Situationen vergleichbar oder ähnlich wie an diesem Tag nach dem Wunder?«
- »An welchem Punkt befinden Sie sich zur Zeit mit Ihrer Beziehung bezogen auf eine Skala von 0 bis 10 (wobei 10 dafür steht, wie die Dinge am Tag nach dem Wunder sind und 0 dafür steht, wie die Dinge waren, als Sie anriefen, um dieses Treffen zu vereinbaren)?«
- »Was, denken Sie, würden andere Leute sagen, wo Sie sich – bezogen auf die gleiche Skala – befinden?«
- »Was könnten Sie bis morgen unternehmen, um Dinge zu verbessern?«
- »Was ist Ihr nächster konkreter Schritt?«

Tipp 31
Nutze externalisierende Fragen

Wie der Name es schon verrät, nutzt diese Fragenkategorie das Konzept der Externalisierung. Diese Art der Befragung kann dann besonders hilfreich sein, wenn ein:e Partner:in ein Problem oder Defizit klar definiert und es der anderen Person zuschreibt, z. B.: »Mein Mann ist ja so eifersüchtig. Sein Misstrauen vergiftet unsere Beziehung.« Mit einer solchen Zuschreibung, die das Problem im Inneren des oder der anderen auszumachen meint, wird dieser Person jegliche Möglichkeit der Einflussnahme und Veränderung abgesprochen. Dies kann einerseits sehr entlastend und bequem sein, ist ja der oder die andere schuld am ganzen Übel, andererseits sind der Person jedoch die Hände gebunden, sie könne ja nichts ändern, weil das problemhafte Verhalten in ihrem Innersten begründet sei.

Die Idee der Externalisierung bedient sich der systemischen Grundhaltung, dass niemals eine Person selbst das Problem ist oder das Problem als eine Eigenschaft in ihr ruhe, sondern dass sich Probleme in relevanten Beziehungen abbilden und durch die Kommunikation und Interaktion beider Partner:innen erzeugt und aufrechterhalten werden. Externalisierung bedeutet demnach, dass wir im Narrativ das Problem aus der Person herauslösen und es als eine eigenständige Kraft, wie eine dritte Person betrachten. Retzer fasst die Methode so zusammen: »Die Methode der Externalisierung besteht nun in einer Art Exorzismus, der das Innen nach außen bringt« (Retzer, 2011, S. 143).

Auf den Punkt gebracht:

Fragen, die das Problem als quasi eigenständige dritte Person einer dyadischen Beziehung sehen, können dabei helfen, dass *beide* Partner:innen wieder Verantwortung für das Problem, aber vor allem für die Lösung übernehmen.

Wir machen das so:

»Frau Mayer, Sie haben gerade gesagt, dass das Misstrauen Ihre Beziehung vergiftet. Das klingt so, als wäre ein ungebetener Gast zu einem dauerhaften Mitbewohner geworden. Wann ist denn das Misstrauen bei Ihnen eingezogen? Und wann war es noch nicht da? Gab es eine Zeit davor, wo Sie beide nur zu zweit gelebt haben?«

Die folgenden externalisierenden Fragen kann man alle zum Problem X stellen.

Fragen zum Einzug von X:

- Wann ist X in Ihr beider Leben getreten?
- Wann war X jedenfalls noch nicht da?

Fragen zu Auswirkungen von X:

- Wozu bringt X Sie in Ihrer Beziehung?
- Wenn X weiterhin besteht, wie wird das Ihre Zukunft beeinflussen?

Fragen zu Wechselwirkungen zwischen X und anderen Einflussfaktoren:

- Gibt es andere Einflussfaktoren, mit denen X sich zusammenschließt?
- Welche Ideen, Gewohnheiten und Gefühle nähren X?

Fragen zu Techniken und Strategien von X:

- Wie schafft es X, sich zwischen Sie beide zu stellen?
- Wenn ich X wäre, welche Zeitpunkte würde ich mir als die geeignetsten aussuchen?
- Was flüstert X Ihnen ins Ohr?

Direkte Fragen nach bereits auftretenden Ausnahmen:

- Ist es schon einmal vorgekommen, dass X die Kontrolle hätte übernehmen können, aber das dann doch nicht passiert ist?
- X scheint eine Riesenbelastung für Sie beide zu sein, aber gab es in der letzten Zeit trotzdem Situationen, Momente, wo Sie Hoffnung bekommen haben?

Fragen nach Unterschieden in der Zeit:

- Gab es eine Zeitspanne, wo X kaum eine Rolle gespielt hat?

Fragen nach anderen Kontexten:

- Hat X alle Ihre Lebensbereiche befallen oder nur bestimmte?

Fragen nach hypothetischen Erfahrungen:

- Können Sie sich eine Situation vorstellen, die das Gegenteil von X erfordert? Wie würde das gelingen?

Tipp 32
Bediene dich an unseren Lieblingsfragen

Aus der Fülle der verschiedenen systemischen Fragemöglichkeiten haben wir zwei Lieblingsfragen entwickelt, die wir hier prominent platzieren möchten. Bei der ersten Lieblingsfrage geht es darum, die Aufmerksamkeit von all dem Schmerzhaften, Problematischen oder Ärgerlichen auf das Gelingende zu lenken. Die zweite Lieblingsfrage schließt an diese Logik an und fokussiert auf die Selbstwirksamkeit der eigenen Person. Oft haben Menschen konkrete Ideen, was die andere Person verändern müsste. Wir wollen Paare mit unserer zweiten Lieblingsfrage dazu einladen, das eigene Veränderungspotenzial zu aktivieren und die eigenen Fähigkeiten anders zu denken, anders zu reden, anders zu handeln und anders zu reflektieren.

Wir machen das so:

»Die Paarforschung sagt, dass es zwei aussagekräftige Faktoren über das Gelingen einer Paartherapie gibt: erstens die Fähigkeit zum Perspektivenwechsel und zweitens die Fähigkeit zur Selbstwirksamkeit. In diesem Sinne möchte ich Sie bitten, sich jeweils zwei Fragen zu stellen: 1) ›Was an meinem Partner oder meiner Partnerin ist so zauberhaft, dass ich nichts unversucht lassen will, um die Beziehung zu verbessern, sogar Paartherapie?‹ 2) ›Selbst wenn mein:e Partner:in sein oder ihr Verhalten derzeit nicht ändert, welchen Spielraum habe ich selbst noch, um die Beziehung zu verbessern?‹«

Je nach Vorliebe der Beratenden können diese Fragen

- bereits vorab gestellt werden, indem die Paartherapeut:innen vor der ersten Sitzung das Paar bitten, jeweils für sich einen kurzen

Fragebogen mit biografischen Daten und ein paar Fragen auszufüllen, die Antworten nicht miteinander zu besprechen und zur ersten Sitzung mitzubringen.

- während einer der ersten Sitzungen gestellt werden.
- als Hausaufgabe mitgegeben werden.

Tipp 33
Mache das Konfliktmuster sichtbar – der Vulnerabilitäts-Schutz-Zirkel

Der Vulnerabilitäts-Schutz-Zirkel (VS-Zirkel) ist besonders geeignet, um das Konfliktmuster eines Paares deutlich zu machen. Er kann dann eingesetzt werden, wenn Paare in immer wiederkehrende Streit- bzw. Konfliktmuster geraten und es zu Eskalationen, intensiven Reaktionen, rigiden Positionen sowie Irrationalitäten kommt und sich Unterschiede überhaupt nicht mehr verhandeln lassen. Mithilfe des VS-Zirkels werden solche dysfunktionalen Muster und Interaktionen verdeutlicht – ein erster Schritt, um aus der gegenseitigen Vorwurfshaltung auszusteigen.

Der Vulnerabilitäts-Schutz-Zirkel wurde von Scheinkman und Fishbane (2004) entwickelt. Er geht von der Annahme aus, dass jeder Mensch Vulnerabilitäten aufweist. »Verletzungen«, »Verletzlichkeiten« oder »emotionale Allergien« sind Begriffe, die dasselbe bezeichnen und die wir bei Paaren eher verwenden, weil sie uns anschlussfähiger erscheinen. Was ist unter all diesen Bezeichnungen zu verstehen? Mit Vulnerabilitäten sind Sensibilitäten gemeint, die Menschen aus der Vergangenheit oder aus dem gegenwärtigen Kontext in die Intimität der Beziehung hineintragen. Sie können wie sensible Wunden verstanden werden, die bei Berührung durch die Paardynamik wieder zu bluten oder zu schmerzen anfangen. Solche Verletzungen können beispielsweise sein: traumatische Ereignisse in der Vergangenheit, chronische dysfunktionale Muster aus der Herkunftsfamilie, Erfahrungen aus früheren Beziehungen oder auch Verletzungen aus der aktuellen Beziehung (Betrug, etc.).

Um sich gegen die Aktivierung dieser alten Verletzungen zu wehren und vor allem um sich zu schützen, entwickeln Menschen

Schutzmechanismen und Überlebensstrategien. Dafür werden meist Verhaltensweisen, die sich in der Vergangenheit bewährt haben, unbewusst und automatisch herangezogen, sobald die alte Wunde zu schmerzen beginnt. Diese Verhaltensweisen helfen der Person, die Kontrolle bei emotional schwierigen Situationen zu behalten. Mitunter beinhalten diese Verhaltensmuster Slogans oder Mottos wie »Es ist gefährlich, wütend zu werden« oder »Sei immer stark und zeig keine Schwächen« oder »Vertraue niemals einer Frau« etc. Gut angepasst können Überlebensstrategien eine Quelle für Energie, Kreativität und Individualität sein. Extrem ausgelebte oder sehr starre und rigide Strategien erweisen sich hingegen häufig als problematisch und münden in Beziehungssackgassen. Dann ist der Moment gekommen, um die Konfliktmuster mit dem VS-Zirkel zu analysieren.

Hierfür zeichnen die Paartherapeut:innen gemeinsam mit dem Paar dessen individuellen Teufelskreis aus Verhaltens- und Konfliktmustern auf ein Flipchart oder ein Blatt Papier. Dadurch wird dem Teufelskreis ein Bild gegeben, was hilfreich ist, um zu lernen, das Muster einerseits zu identifizieren (»Wir sind wieder im Gewitter-Kreislauf«) und es andererseits zu unterbrechen. Das Paar wird eingeladen, anders über die Vorwürfe oder erlebten Angriffe des oder der anderen nachzudenken. Das Ziel dieser Intervention ist es, zu erkennen, dass der Vorwurf des oder der einen eigentlich ein Schutzverhalten ist, das aber von der anderen Person als Angriff wahrgenommen wird. Dieser wahrgenommene Angriff trifft wiederum in das vulnerable Feld des Partners oder der Partnerin und löst auch dort sein oder ihr Schutzverhalten aus, das wiederum in das vulnerable Feld des oder der anderen trifft.

Gelingt es, den bisher angenommenen Angriff als Schutzverhalten zu sehen, ändert sich automatisch das innere Bild von meinem Partner bzw. meiner Partnerin. Nun ist die andere Person nicht mehr der Sturkopf, der sich jeglicher Diskussion entzieht. Jetzt kann sie als überforderter Mensch, der sich durch Rückzug schützen will, gesehen werden.

Um diese Perspektivenerweiterung zu erlangen, schlagen Scheinkman und Fishbane nach der Erklärung über die Entstehung und Wahrnehmung von Mustern eine Exploration der Verhaltens- und

Gefühlsebene beider Partner:innen vor. So werden beide Personen über ihr Innerstes befragt: Welche Gefühle entstehen in Ihnen (wie fühlt sich die Person im Innersten), wenn das Schutzverhalten des anderen in Ihre Wunde trifft? Beide Partner:innen erhalten die Möglichkeit, zu beschreiben, wie sie die anderen Person wahrnehmen, während diese ihr Schutzverhalten zeigt (Wie erscheint die Person? Wie wirkt sie auf mich?).

In einem letzten Schritt richten Scheinkman und Fishbane den Blick auf eine mögliche Lösung, wie der Kreislauf unterbrochen werden könnte. Hierbei soll der Fokus auf die eigene Selbstberuhigung und Selbstversorgung gelegt werden, indem jede:r für sich beantwortet: Was brauche ich in einer Situation höchster Verletzbarkeit? Anschließend wird das Paar angeregt, zu überlegen: Was kann ich meinem oder meiner Partner:in anbieten?

Wir machen das so:

Zunächst erklären wir unseren Paaren das Konzept des VS-Zirkels auf eine sehr vereinfachte Art und Weise. Dadurch wollen wir zunächst überprüfen, ob die Idee anschlussfähig ist und ob das Paar Interesse hat, einen individuellen VS-Zirkel zu erarbeiten:

»Ich würde Ihnen gern ein Modell vorstellen, das viele Paare als hilfreich erleben, um den in ihrer Beziehung ständig wiederkehrenden Kreislauf von Vorwürfen und Rechtfertigungen zu verstehen und zu unterbrechen. Erst unlängst habe ich das Modell bei einem Paar angewandt, bei dem er sich immer zurückgezogen hat, wenn sie sich über ein spezielles Verhalten von ihm beschwert hat. Und je mehr er sich zurückgezogen hat, umso mehr hatte sie das Gefühl, ihm nachgehen zu müssen, um es ihm noch besser zu erklären. Und das wiederum hat ihn noch stärker in den Rückzug gedrängt, bis er bei solchen Situationen das Haus verlassen hat. Das hat wiederum bei ihr in eine bittere Wut und zu noch mehr Vorwürfen geführt.

Sehen Sie in dieser Beschreibung, wie sich diese zwei Verhaltensweisen gegenseitig von Mal zu Mal mehr verstärken? Hätten Sie Interesse, zu schauen, ob wir ähnliche Mechanismen auch in Ihrer Situation entdecken?«

Nach einer solchen Einleitung zeichnen wir das Modell auf und erklären dem Paar in einfachen Worten das Konzept:

»Wissen Sie, jeder Mensch hat Vulnerabilitäten, die wie Wunden in ihm ruhen, meist sind diese in der Vergangenheit entstanden, ebenso wie dazu passende Abwehr- und Schutzmechanismen.«

Parallel zu dieser Erläuterung zeichnen wir zwei Kreise auf, die für Person A und Person B stehen. Wir unterteilen die Kreise mit jeweils einer horizontalen Linie und tragen einmal ein »S« oberhalb der Linie und darunter ein »V« ein und in den zweiten Kreis ein »V« oberhalb der Linie und ein »S« unterhalb der Linie (→ Abbildung 2). Wir fahren mit unseren Erklärungen fort:

»Manchmal passiert es, dass das Schutzverhalten einer Person genau in die Verletzung der anderen trifft, dann aktiviert sich das Schutzverhalten der zweiten Person und trifft wiederum in die Vulnerabilität der ersten. Oft nehmen wir das Schutzverhalten des oder der anderen nicht als Schutzverhalten wahr, sondern als eine Art Vorwurf oder Angriff. Aber wenn wir tiefer schauen, verbirgt sich hinter einem solchen Verhalten meist eine Sehnsucht oder ein Wunsch.«

Dazu zeichnen wir Paartherapeut:innen ausgehend von der Halbkugel des ersten Kreises, in der »S« für Schutzmechanismus vermerkt ist, einen Pfeil nach rechts, hinführend zum zweiten Kreis und zum »V« für Vulnerabilität (→ Abbildung 2). Wir fragen das Paar:

»Hätten Sie beide Interesse daran, dass wir uns hier gemeinsam Ihre Verletzlichkeiten und Ihr Schutzverhalten ansehen?«

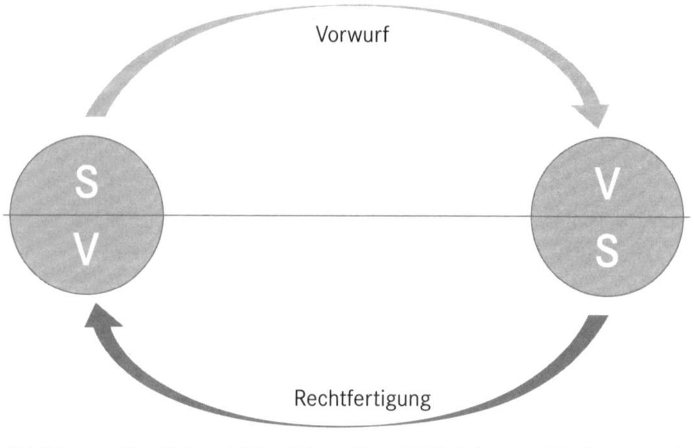

Abbildung 2: Der Vulnerabiltäts-Schutz-Zirkel (Scheinkman u. Fishbane, 2004)

Anleitung zur Erarbeitung des Vulnerabilitäts-Schutz-Zirkels mit einem Paar

1. Nutze Abbildung 2 für die Arbeit mit Paaren:
   Auf den ersten Blick kann das Arbeiten mit diesem Modell verwirrend oder überfordernd wirken. Daher empfiehlt es sich, das Modell im Vorfeld aufzuzeichnen. Dies kann auf einem großen Blatt Papier oder einem Flipchart geschehen. Danach gehen wir mit dem Paar, das wir hier Person A und Person B nennen, folgende Steps durch.
2. Exploriere den Zirkel:
   - Frage als Paartherapeut:in, wer von den beiden Partner:innen A und B mit der Beschreibung beginnen will. Kann sich das Paar nicht einigen, wirf eine Münze. Bitte Person A, die zunächst zuhört, also als zweites befragt wird, bei den Schilderungen von Person B aufmerksam zu sein und diese nicht zu unterbrechen. Sie hat später die Gelegenheit, über das Gehörte und Erlebte zu sprechen.
   - Frage Person B zirkulär nach dem (Schutz-)Verhalten von Person A, d. h., frage Person B, wie sie das Verhalten von Person A erlebt, etwa so:
     »Welches Verhalten zeigt Ihr:e Partner:in in dieser typischen Konfliktsituation? Wie wirkt er/sie dann bildlich gesprochen auf Sie, z. B. wie ein Eisblock, Flammenwerfer?«
   - Frage nun Person B nach ihrer innerlichen Reaktion (Vulnerabilität), wenn Person A dieses typische Verhalten in einer Konfliktsituation zeigt:
     »Welche Wirkung hat das Verhalten Ihres oder Ihrer Partner:in (Person A) auf Sie?
     Wie fühlen Sie sich in solchen Momenten? Zu wem werden Sie dann innerlich? Zum Beispiel: ›Da werde ich innerlich zum gejagten Hasen.‹ Oder: ›Da fühle ich mich wie ein trotziges Schulmädchen.‹ Woher kennen Sie dieses Gefühl möglicherweise?«
   - Frage jetzt Person A zirkulär nach dem (Schutz-)Verhalten von Person B, d. h., die Frage geht an die bisher zuhörende Person A:
     »Wie reagiert Ihr:e Partner:in nun? Wie wirkt er oder sie dann auf Sie? Haben Sie dafür ein Bild, eine Metapher?«

- Frage A, wie ihre innerliche Reaktion (Vulnerabilität) aussieht: »Welche Wirkung hat das Verhalten von B auf Sie? Wie fühlen Sie sich in einer solchen Situation? Haben Sie ein Bild, eine Metapher, zu wem Sie dann innerlich werden? Kennen dieses Gefühl möglicherweise noch aus anderen Zusammenhängen?«

3. Reframe den Konflikt:
Beschreibe dem Paar, wie beide Partner:innen zu Opfern dieses Kreislaufs werden, indem du herausstellst, wie das jeweilige Schutzverhalten die Vulnerabilität des oder der anderen provoziert.
4. Exploriere die Wünsche hinter dem Verhalten:
Überlege, welches Anliegen bzw. welcher Wunsch steckt vermutlich hinter dem Verhalten von A, welches Anliegen bzw. welcher Wunsch steckt vermutlich hinter dem Verhalten von B.
5. Suche nach alternativen Verhaltensmöglichkeiten:
   - Frage nach, wie A und B mit dem jeweiligen Anliegen bzw. Wunsch des oder der anderen umgehen möchten.
   - Erkundige dich bei beiden, wie sie jeweils ihren Wunsch anders kommunizieren könnten als bisher.
   - Überlege gemeinsam mit jeweils A und B, wie sie mit sich selbst anders umgehen könnten angesichts des Verhaltens des oder der Partner:in.

Tipp 34
Erstelle einen schnellen internen Mustercheck

Da wir schon viele Paare therapeutisch begleiten durften, haben wir über die Jahre einige Muster identifiziert, die in Beziehungen relativ häufig vorkommen. Das bedeutet nicht automatisch, dass ein aktuell von dir betreutes Paar unbedingt ein Muster aus diesem kleinen »Musterkatalog« reproduzieren muss. Jedes Paar ist schließlich einzigartig. Dennoch könnte unsere Übersicht dabei helfen (→ Tabelle 1), die Suche nach belastenden Mustern einzugrenzen bzw. vielleicht sogar abzukürzen.

Tabelle 1: »Musterkatalog« – häufig auftretende Verhaltensmuster in Paarbeziehungen

Muster	Beschreibung	Zirkularität
Autonomie vs. Bezogenheit	Eine Person braucht scheinbar immer mehr Freiheit als die andere und fühlt sich schnell eingeengt. Die andere wiederum leidet offenbar an einem ständigen Defizit an Beziehungssicherheit.	»Ich würde ja wieder näherkommen, wenn du weniger klammerst.« »Ich würde ja weniger klammern, wenn du mir wieder näherkommst.«
Kreativität vs. Ordnung	Eine Partnerin braucht sehr viel kreativen Freiraum und fühlt sich schnell gemaßregelt. Die andere fühlt sich sicher, wenn die Dinge ihre geordnete Regelmäßigkeit haben und fühlt sich in ihrem Bedürfnis nicht wahrgenommen.	»Ich halt mich nicht an Regeln, weil du mich ständig kritisierst.« »Ich kritisiere dich nur, weil du dich nicht an Regeln hältst.«

Muster	Beschreibung	Zirkularität
Großzügigkeit vs. Sparsamkeit	Ein Partner möchte das Leben in seiner ganzen Fülle genießen und fühlt sich oft als Verschwender verunglimpft. Die andere Person hat ein großes Bedürfnis nach materieller Sicherheit und kämpft gegen die Unterstellung von Geiz und Spießigkeit.	»Ich würde ja anfangen aufs Geld zu achten, wenn du mir nicht dauernd hinterherrechnen würdest.« »Ich würde ja aufhören, dir hinterherzurechnen, wenn ich wüsste, dass du endlich aufs Geld achtest.«
Planbarkeit vs. Spontaneität	Eine Person wünscht sich viel Übersicht und Vorhersehbarkeit, um sich innerlich gut auf die nahe Zukunft einstellen zu können und mahnt immer Verbindlichkeit ein. Die andere Person fühlt sich von zu vielen Terminen und To-dos eingeengt und klagt über mangelnde Spontaneität.	»Ich würde ja mehr mit dir planen, wenn du ein wenig spontaner wärest.« »Ich wäre ja spontaner, wenn du mehr mit mir planen würdest.«

Eines der beliebtesten Muster ist beispielsweise ein Meta-Muster: In ihm geht es gar nicht so sehr um das Verwalten von persönlichen Differenzen, also Unterschieden (→Tipp 22), sondern um eine Art Machtkampf um verbale bzw. nonverbale Nähe. Der zirkuläre Refrain hierzu lautet ungefähr so: »Ich würde ja wieder mit dir schlafen, wenn du endlich wieder mit mir redest!« Entgegnung: »Ich würde ja wieder mit dir reden, wenn du endlich wieder mit mir schläfst!«

Auf den Punkt gebracht:

- Mache anhand von Tabelle 1 einen raschen Check: Welches dieser Muster könnte am ehesten auf die aktuelle Paarsituation zutreffen? Wie müsstest du das Wording umformulieren, damit sich das Paar in seinem individuellen Muster wiedererkennt? Verwende dazu am besten wörtliche Zitate der Partner:innen aus den Sitzungen.
- Mache das Muster am Flipchart sichtbar (Abbildung 3).

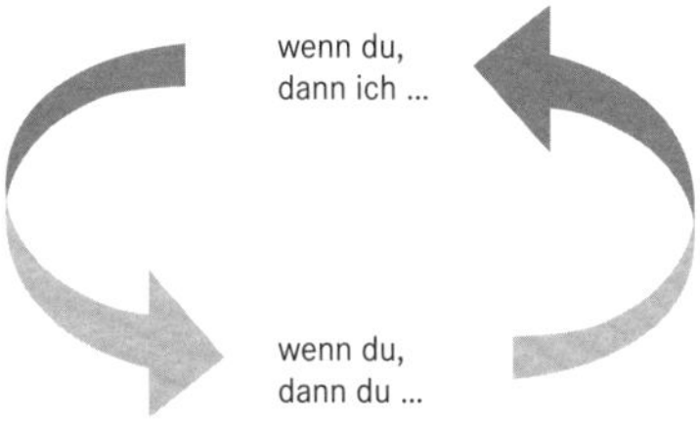

Abbildung 3: Visualisierung eines möglichen Beziehungsmusters

- Wirb im Gespräch mit dem Paar beharrlich um die Idee der Koproduktion.
- Erkenne und anerkenne dabei die dahinter liegende Differenz im Sinne von Unterschiedlichkeit.
- Versuche zu reframen: Welche Ressourcen stecken in der Unterschiedlichkeit? (Zum Beispiel: Deine Coolness ist auch eine tolle Ressource in Krisenzeiten; deine Pedanterie hilft uns auch, den Kredit zurückzuzahlen, etc.)
- Merke schmunzelnd an, dass es wahrscheinlich genau diese Unterschiedlichkeit war, die das Paar zu Beginn zueinander hingezogen hat (Zum Beispiel: »So eine warmherzige Frau!« statt heute »Du Heulsuse!«; »So ein großzügiger Mann!« statt heute »Du Geldverschwender!« etc.)

Tipp 35

Hilf dem Paar, anders hinzuhören – die vier Ohren einer Botschaft

Spätestens von Friedemann Schulz von Thun (1981) haben wir Beratenden gelernt, dass jede Botschaft, auch Nachricht genannt, mehrere Aspekte hat. Neben der Sachebene (einer Beschreibung) gibt es zusätzlich immer auch den Aspekt der Selbstoffenbarung, die Ebene der Beziehung und den Appell. Alles, was gesagt wird, hat also mehrere Bedeutungen und kann damit auch auf unterschiedliche Arten von der empfangenden Person gehört werden.

Die vier Ebenen der Botschaft am Beispiel »Die Ampel ist grün«:

1. Die Sachebene: Die Botschaft beschreibt etwas, z. B.: Die Ampel ist grün.
2. Die Selbstoffenbarung: Die Botschaft sagt etwas über mich aus, z. B.: Ich habe es eilig.
3. Die Beziehungsebene: Die Botschaft sagt etwas über dich bzw. uns aus, z. B.: Du bist mit deinen Gedanken woanders.
4. Die Appellebene: Die Botschaft enthält eine Erwartung von mir an dich, z. B.: Beeil dich bitte!

Sobald man sich dieser vier Ebenen jeder Botschaft bewusst ist, erscheint es einem nur natürlich, dass es zu Missverständnissen kommt. Viel eher gleicht es einem Wunder, dass Kommunikation trotzdem oft genug gelingt. Die Sichtweise auf die vier Ebenen einer Botschaft hilft Paaren, ihre Konflikte als misslungene Interpretationen zu deuten.

Auf den Punkt gebracht:

Die vier Ohren einer Botschaft mit einem Paar durchzudeklinieren kann helfen, Misstrauen unter den Partner:innen zu reduzieren und Wohlwollen zu erzeugen: Nicht jede Äußerung muss eine Kriegserklärung sein!

Wir machen das so:

Wir erarbeiten die Vier-Ohren-Theorie von Schulz von Thun mit dem Paar am Flipchart anhand eines konkreten Beispiels aus dessen Lebenswelt. Diese Übung kann folgendermaßen vorgeschlagen werden:

»Missverständnisse kommen in jeder Beziehung vor. Eigentlich ist es sogar eher ein Wunder, dass wir einander nicht dauernd missverstehen, weil nahezu alles, was wir sagen, unterschiedlich interpretiert werden kann. Und auch dann könnte man sich denken: ›Wahrscheinlich ein Missverständnis‹ statt ›Da hat es jemand auf mich abgesehen!‹.

Ich gebe Ihnen ein kurzes Beispiel: Ein Mann und eine Frau sitzen beim Abendessen. Der Mann hat gekocht. Die Frau sagt: »Da ist etwas Grünes in der Suppe.« Was, glauben Sie, hört der Mann?

Oder um auf Ihr Beispiel zurückzukommen: Wenn Louisa sagt: ›Das Auto müsste zum Service.‹ Was hören Sie dann, Tarek? Wenn man nicht weiß, wie Kommunikation funktioniert, sind Missverständnisse fast vorprogrammiert! Haben Sie Lust, sich mit mir das mal genauer anzuschauen?«

Tipp 36
Lass das Paar skalieren

In der systemischen Einzeltherapie sind Skalierungsfragen und -aufgaben ganz alltäglich. In der Paartherapie werden sie hingegen kaum verwendet. Schade eigentlich, denn gerade Skalierungsfragen (→ Tipp 28) eignen sich hervorragend für den zirkulären Einsatz.

Auf den Punkt gebracht:

Baue immer wieder Skalierungsfragen in deine paartherapeutischen Sitzungen ein. Frage dabei direkt, aber auch zirkulär. Überprüfe, wie sich die Skalenwerte während des gesamten Prozesses verändern. Falls du auch das Ziel (→ Tipp 14) mit einer Zahl verknüpft hast, vergiss nicht, am Ende der Paartherapie dieses Wunschergebnis nochmals zu evaluieren. Skalierungsfragen eignen sich übrigens auch hervorragend als Beobachtungsaufgaben für zu Hause (→ Tipp 61).

Wir machen das so:

Die folgenden Skalierungsfragen kommen bei uns häufiger zum Einsatz:

- Auf einer Skala von 0 bis 10, wie zufrieden sind Sie mit Ihrer derzeitigen Beziehung und Sexualität?
- Welchen Wert würde die andere Person angeben? Und Ihre Trauzeug:innen? Und andere bedeutende Personen?
- Wie erklären Sie sich denn die Abweichungen und Unterschiede in diesen Einschätzungen? Und Ihr:e Partner:in?
- Und wenn wir hier richtig erfolgreich Paartherapie machen würden, wo würden Sie die Zufriedenheit dann einordnen? Und Ihr:e Partner:in?

- Wann haben Sie diesen Wert das letzte Mal in Ihrer Beziehung erlebt? Und Ihr:e Partner:in?
- Ab wann wurde aus einer top bewerteten 9-er Beziehung eine schale 4-er Beziehung? Was würde Ihr Partner:in vermuten?
- Was müssten Sie denn tun, um den Wert nochmal um 1 zu verschlechtern oder zu verbessern?
- Was würde der oder die andere Ihnen raten, was Sie tun müssten, um den Wert nochmal um 1 zu verschlechtern oder zu verbessern?
- Woran würden Sie denn merken, dass der Wert um 1 gestiegen ist? Und Ihr:e Partner:in?
- Woran würden Sie merken, dass der Zielwert erreicht ist? Und Ihr:e Partner:in?
- Wie viel Spielraum sehen Sie denn selbst? Nach oben? Nach unten? Und Ihr:e Partner:in?
- Wenn Sie nicht in Paartherapie gehen würden, wo stünde der Wert dann in einem halben Jahr?
- Wenn trotz Paartherapie alles so bleibt, wie es ist, wo stünde der Wert dann in einem halben Jahr?

Tipp 37

Verschreibe Wertschätzung – der Komplimenteregen

In vielen Paarbeziehungen sind Groll und Ressentiment so groß, dass kaum noch Wertschätzendes übereinander gesagt werden kann. Hier beginnt ein typischer Teufelskreis (oder eine zirkuläre Abwärtsspirale): Wer nichts Wertschätzendes hört, wird nichts Wertschätzendes mehr sagen, und wer nichts Wertschätzendes mehr sagt, wird kaum Wertschätzendes hören. Um diesen Kreislauf zu unterbrechen, müssen manchmal Komplimente von uns Paartherapeut:innen verordnet werden. Dies aber in einer Form, die beide das Gesicht wahren lässt. Wir nennen das eine nonchalante Verschreibung.

Auf den Punkt gebracht:

Wertschätzung lässt sich einüben. Schicke deine Paare ins Trainingslager!

Wir machen das so:

»Ganz am Ende hätte ich noch eine kleine Hausaufgabe für Sie. Stellen Sie nächsten Sonntag einen Timer oder eine Eieruhr um Punkt elf Uhr vormittags auf genau eine Minute ein. Sobald die Zeit läuft, beginnen Sie einander mit Komplimenten zu überhäufen. Keine Fake-Komplimente! Echte Wertschätzung, Dankbarkeit und Bewunderung, wofür auch immer. Wenn die Minute um ist, bedanken Sie sich kurz und nehmen anschließend Ihre Routinen wieder auf und reden nicht mehr darüber.«

Tipp 38

Mache Gemeinsamkeiten wieder sichtbar – eine winzige indirekte Tranceinduktion

Vor allem Paare, die sich zu Beginn ihrer Beziehung als fast symbiotisch wahrgenommen haben, sind oft enttäuscht, wenn sich herausstellt, dass die andere Person am Ende doch ganz anders ist als man selbst. In solchen Phasen betont das Paar ständig Unterschiede zwischen sich, Gemeinsamkeiten können von ihm kaum noch wahrgenommen werden. Um das zu ändern, setzen wir Paartherapeut:innen auf eine Tranceinduktion.

Auf den Punkt gebracht:

Erzähle eine kleine Fabel. Erzeuge beim Erzählen durch deine »Märchen-Stimme« eine winzige indirekte Tranceinduktion. Lenke die Aufmerksamkeit dadurch wieder auf das Gemeinsame. Welche Übereinstimmungen werden den Partner:innen erneut bewusst? Sichere die Ergebnisse am Flipchart oder auf kleinen Notizkärtchen. Lade das Paar ein, zu Hause über ihre Gemeinsamkeiten weiter nachzudenken, dabei möglicherweise sogar bedeutende Personen im Umfeld zu Rate zu ziehen und die Liste zu vervollständigen.

Wir machen das so:

»Ich höre, Sie beide sind einfach sehr verschieden. Dazu fällt mir eine Geschichte ein. Die Geschichte vom Zebra und der Giraffe.

Als die zwei einander kennenlernen, stellen sie viele Gemeinsamkeiten fest: Beide leben in der Steppe, beide sind Flucht- und Herdentiere, beiden haben dieselben Fressfeinde, beide haben ihre Fellstruktur an die klimatischen Bedingungen angepasst.

›Cool‹, denkt sich das Zebra, ›die Giraffe ist wie ich!‹ ›Schön‹, freut sich die Giraffe, ›das Zebra ist wie ich!‹

Aber mit den Jahren stellen die beiden Unterschiede fest. Das Zebra versteht einfach nicht, warum die Giraffe immer nach oben schauen muss und außerdem so stolz auf ihre Flecken ist. Und die Giraffe ärgert sich, dass das Zebra immer nach unten schauen mag und Streifen als das Maß aller Dinge betrachtet. Sie werfen einander vor: ›Warum kannst du nicht so sein wie ich?‹

Die Frage, die mich interessiert, ist nicht, wie man aus einem Zebra eine Giraffe macht oder aus einer Giraffe ein Zebra, sondern wie die beiden sich daran erinnern können, dass es trotz aller Unterschiede noch eine Menge Gemeinsamkeiten gibt.

Wie ist das bei Ihnen? Welche Gemeinsamkeiten verbinden Sie?«

Tipp 39

Ziehe eine kleine Zwischenbilanz: Was geht, was bleibt, was kommt?

Keine Beziehung bleibt über den Lebensbogen gleich. Jede Beziehung verändert sich. Es ist eine gute Idee, in der Paartherapie jene unausgesprochenen Vereinbarungen über die aktuelle Beziehung, die sich aus dem jeweiligen Lebenszusammenhang ergeben haben, zu überprüfen. Vor allem Paare, die sich zwar nicht als hochstrittig präsentieren, aber dennoch unzufrieden sind mit dem Status quo, tun gut daran, eine kleine Zwischenbilanz zu ziehen.

Auf den Punkt gebracht:

Ziehe als Paartherapeut:in mit dem Paar Bilanz: Wovon will oder muss es sich verabschieden? Was soll sich nicht ändern? Was muss neu entschieden bzw. verhandelt werden? Die Fragen können am Flipchart festgehalten werden, lassen sich zirkulär stellen (Was mag Ihr Partner denn gern verabschieden? Woran will Ihre Frau festhalten? Was wünschen sich Ihre Kinder?) oder sogar als Hausaufgabe mitgegeben werden. Die Übung kann auch im Futur II formuliert werden, etwa so: »Angenommen, die gute Zukunft ist schon da, was werden Sie dort verabschiedet, behalten und willkommen geheißen haben?«

Diese Übung eignet sich übrigens auch sehr gut im Zuge einer Trennungsbegleitung (→Tipp 70). Du kannst sie aber auch am Ende des Kalenderjahres bzw. zu anstehenden Veränderungen wie Umzug oder Ende der Elternzeit nutzen.

Wir machen das so:

»Ich höre, Ihre Beziehung ist nicht total reparaturbedürftig, aber da und dort quietscht es doch unangenehm. Vielleicht reicht es für eine Verbesserung der Beziehungsqualität ja schon aus, einmal gemeinsam zu evaluieren, was gut läuft und wo es noch Spielraum nach oben gibt. Ich schlag Ihnen dafür drei einfache Fragen vor:

1. Was geht?
   D. h.: Was in Ihrer Beziehung soll oder darf sich verabschieden? Was brauchen Sie nicht mehr? Was hat ausgedient? Was wollen Sie beide unterlassen? Etc.
2. Was bleibt?
   D. h.: Was in Ihrer Beziehung ist so wertvoll, dass es nicht verloren gehen darf? Welche Routinen, Vereinbarungen, Erfahrungen, Erkenntnisse wollen Sie auf jeden Fall behalten? Etc.
3. Was kommt?
   D. h.: Was fehlt in Ihrer Beziehung? Was möchten Sie Neues miteinander vereinbaren? Welche Wünsche und Sehnsüchte haben bisher keinen Platz gehabt? Etc.«

Tipp 40

Nutze mehr als das Reden: die Beziehungsskulptur

»Reden reicht nicht!« ist ein geflügeltes Wort in der Systemischen Therapie. Zusätzlich zum Gespräch kann in der Paartherapie die heute als Skulpturarbeit bekannte Methode verwendet werden. Sie wurde ursprünglich von Virginia Satir (1975) unter dem Namen »sculpting« (szenische Darstellung) in ihrer therapeutischen Arbeit mit Familien entwickelt und eingesetzt. Satir nutzte die szenische Darstellung ihrer Wahrnehmung der jeweiligen Familie, um ihren Eindruck nonverbal zu veranschaulichen. Der nichtsprachliche Anteil dieser Methode war Satir sehr wichtig, da sie die Beobachtung gemacht hatte, dass ein Austausch ausschließlich auf der verbalen Ebene unter Umständen Distanz aufrechterhält und Nähe abwehrt.

Auf den Punkt gebracht:

Wenn der Redefluss in einer Sitzung stockt oder für den Moment alle Möglichkeiten im Therapieraum ausgeschöpft zu sein scheinen, ist der Zeitpunkt für eine nonverbale Intervention gekommen. Die Beziehungsskulptur empfiehlt sich außerdem dann, wenn Nähe vom Paar zwar ausgesprochen, aber nicht nachfühlbar wird, also in solchen Momenten, in denen das, *was* gesagt wird und die Art und Weise *wie* es gesagt wird, nicht kongruent erscheinen.

Wir machen das so:

»Ich hätte Lust auf ein kleines Experiment, Sie auch? Fein, dann bitte ich Sie, aufzustehen und sich hier im Raum gemütlich hinzustellen.

Und jetzt lade ich Sie beide ein, zu Bildhauer:innen in eigener Sache zu werden: Bilden Sie miteinander eine Skulptur, die Ihre derzeitige Beziehungssituation darstellt – ganz ohne Reden, nur mit Ihren Körpern. Verändern Sie die Skulptur so lange, bis Sie beide das Gefühl haben, jetzt ist es stimmig. Das ist Ihre derzeitige Beziehungssituation. Merken Sie sich das. Danke, gehen Sie kurz auseinander, schütteln Sie sich aus, atmen Sie durch.

Und jetzt zeigen Sie mir bitte die gewünschte Zukunft: Wie schaut Ihre Skulptur in einer erfüllenden Beziehung aus? Nehmen Sie sich Zeit und probieren Sie so lange herum, bis die Darstellung für Sie stimmig ist.

So? Fein, darf ich ein Handyfoto machen?«

Die Übung darf, muss aber nicht, nachbesprochen werden: Wie war die Aufgabe für das Paar? Was war gut? Wie einfach war es, eine gemeinsame Position zu finden? Etc. Das von der Zukunftsskulptur geschossene Foto kann ausgedruckt und dem Paar mitgegeben werden, sodass es sich das Bild zu Hause als motivierendes Zielbild aufhängen kann.

Tipp 41
Begib dich auf Ressourcensuche – das gemeinsame Vermögen

Wenn der Fokus des von dir begleiteten Paares stark auf den Defiziten liegt, empfiehlt sich eine Inventur der Beziehung – eine klassische systemische Ressourcenübung (→Tipp 7). Der Begriff »Inventur« stammt vom lateinischen *invenire* ab, was so viel bedeutet wie »etwas finden« oder »auf etwas stoßen«, bzw. von *inventarium*, der »Gesamtheit des Gefundenen«. Auf was stößt das jeweilige Paar, wenn es eine Bestandsaufnahme seiner Beziehung macht?

Auf den Punkt gebracht:

Diese Übung ist ein Allrounder und kann an fast jeder Stelle des Therapieverlaufes eingesetzt werden. Besonders sinnvoll ist sie zu Beginn des Prozesses, weil erst der Zugriff auf die eigenen Ressourcen geglückte Veränderung möglich macht.

Wir machen das so:

»In Ihrer Beziehung muss über die Jahre auch vieles gelungen sein, sonst wären Sie nicht schon so lange ein Paar. Machen wir doch mal eine Auflistung des gemeinsamen immateriellen Vermögens, also von all dem, was Sie miteinander im besten Fall vermögen: alle Ihre gemeinsamen Stärken, Kompetenzen, Fähigkeiten, Fertigkeiten, Erfahrungen, Talente, Eigenschaften, alles, was Ihnen miteinander geglückt und gelungen ist, alles, worauf Sie stolz sind, wofür andere Sie vielleicht sogar bewundern, usw.«

Tipp 42
Lass Aufmerksamkeit trainieren – Anleitung zum Update

Aufmerksamkeit ist die härteste Währung in Beziehungen. Was vor allem zu Beginn Gold wert ist (ich werde erkannt und anerkannt!), wird in einer krisenhaften Beziehung kaum mehr erlebt. Vor lauter Vorurteilen und Fehlannahmen hört das Paar einander nicht mehr wirklich zu. Und wenn zugehört wird, dann nur, um das Gesagte gleich wieder in neue Gegenargumente zu verwandeln.

Auf den Punkt gebracht:

Um die Ressource »Aufmerksamkeit« für ein Paar wieder verfügbar zu machen, braucht es manchmal eine Anleitung in Form einer Hausaufgabe. Achte darauf, dass dabei die wichtigste Regel eine Meta-Regel ist, nämlich die Einigung auf das Format selbst. Die Anleitung kann auch schriftlich mitgegeben werden. Es ist diagnostisch spannend, später zu erfahren, wie die Paare die Übung genau verstanden und umgesetzt haben.

Wir machen das so:

»Zum Schluss der Stunde würde ich Ihnen gern eine kleine Hausaufgabe mitgeben. Reservieren Sie bis zur nächsten Sitzung jede Woche eine halbe Stunde Zeit mit- und füreinander. Schauen Sie, dass Sie dabei gänzlich ungestört bleiben. Werfen Sie zu Beginn der halben Stunde eine Münze, wer beginnt. Halten Sie sich anschließend an die folgenden Schritte.

Schritt 1: Die beginnende Person hat nun 10 Minuten Zeit, zu erzählen, was sie gerade bewegt, was ihr am Herzen liegt, was gerade bedeutsam und präsent ist, was sie sich wünscht, etc. Wichtig: Es werden keine Vorwürfe formuliert, das Ich-Erleben steht im Vordergrund. Die zuhörende Person unterbricht nicht (auch nicht körpersprachlich), sondern bemüht sich, das Gesagte zu erfassen und zu verstehen.

Schritt 2: Im Anschluss an die 10 Minuten bleiben der zuvor zuhörenden Person 5 Minuten, um wohlwollend nachzufragen (Achtung: gemeint ist nicht polemisches oder kritisches Nachfragen!) bzw. um zu signalisieren: »Ich habe dich gehört!«

Schritt 3: Danach werden die erzählenden und zuhörenden Positionen getauscht. Die Schritte 1 und 2 werden wiederholt.

Schritt 4: Nach 30 Minuten ist die Übung beendet. Ein Nachbesprechen ist nicht notwendig.«

Tipp 43
Unterbrich das Klagen – Zustimmung mit einem Twist

Alle Paartherapeut:innen kennen das: So sehr man sich mitunter auch bemüht, dem Paar irgendetwas Wohlwollendes zu entlocken, es kann scheinbar nur Negatives übereinander gesagt werden. Der Reigen des Klagens, Beschuldigens, Vorhaltens und Wiederholens von vermeintlich Unverzeihlichem hört einfach nicht auf. Egal ob man Ressourcen explizit erfragt, Gesagtes reframed oder versucht, mit ein bisschen Humor Leichtigkeit in den Raum zu bringen – nichts davon funktioniert. Eine Klage folgt der anderen und auf jede Klage folgt unweigerlich eine Gegenklage. Was ist dann zu tun?

Auf den Punkt gebracht:

Statt Optimismus ins Feld zu führen, schließe dich als Paartherapeut:in zunächst der Beschwerdelogik an: Wiederhole die Klagen, stimme zu. Vollziehe anschließend eine Wendung: Unterstelle dem Paar gleichzeitig, dass es trotz allem Negativen Positives geben muss, sonst müsste man dem Paar ja ein Brett vor dem Kopf attestieren. Denn wer bleibt schon in einer Beziehung, in der rein gar nichts mehr schätzenswert ist?

Diese Intervention eignet sich auch als Hausaufgabe (→Tipp 60).

Wir machen das so:

»Das klingt ja ganz so, als ob hier viele Enttäuschungen und Kränkungen stattgefunden hätten, auf beiden Seiten, nicht wahr? *(Eventuell an dieser Stelle die eine oder andere Klage wiederholen.)* Jetzt gehe ich aber davon aus, dass Sie beide sehr kluge Menschen sind. Zumindest habe ich Sie als solche kennengelernt. Und wenn es nur mehr Negatives übereinander zu sagen gäbe, dann wären Sie ja nicht hier, sondern schon längst getrennt. Was aneinander ist also so anziehend, dass Sie hier – trotz aller Kränkungen und Enttäuschungen – in der Paartherapie sitzen?«

Tipp 44

Nutze die Kraft von Ritualen – Taten statt Worte

Rituale sind symbolische Handlungen, die eine Situation, eine Phase, eine Vereinbarung oder einen Umstand mit besonderer Bedeutung aufladen. Rituale sind daher wunderbare Trägerraketen für Veränderung. Das Schöne an Ritualen ist: Sie wiederholen in einer besonderen Verdichtung und Verfremdung nur das, was ohnehin schon passiert oder bereits passiert ist, z. B. entscheidet sich ein Paar für eine gemeinsame Zukunft und markiert diese Entscheidung dann durch das Hochzeitsritual.

Alle Menschen lieben Rituale, in einer zunehmend profanen Welt sind sie wertvolle Alternativen zu früheren religiösen oder religiös gefärbten Kulthandlungen. Oft helfen uns Rituale, schwierige oder beängstigende Übergänge zu vollziehen, indem sie Inhalte verdichten und damit hervorheben, Änderungen markieren, Abschiede begleiten und Ausgelassenes wiedereingliedern. Dies alles lässt sich für die Paartherapie nutzen.

Wir machen das so:

Paare entwickeln meist ihre eigenen kleinen oder größeren Rituale, die ihnen manchmal gar nicht als solche bewusst sind. Es kann in der Therapie sehr lohnend sein, diese Paarrituale durch Erfragen sichtbar zu machen und das Paar dazu zu ermuntern, sich diese Mini-Rituale wieder ins Bewusstsein zu rufen bzw. verstärkt auszuführen. Fragen könnten hierfür sein:

- Wie feiern Sie Ihren Jahrestag?
- Wie versöhnen Sie sich nach einem Streit?

- Auf welche Eröffnungszüge in der Sexualität haben Sie sich bisher verständigt?
- Gibt es kleine intime Rituale, von denen außer Ihnen niemand auf der Welt weiß?
- Gibt es Orte, die für Sie beide mit besonderer Bedeutung aufgeladen sind?

Oder so:

Wenn ein wichtiger Meilenstein in der Paartherapie erreicht ist, ist es naheliegend, diesen mit einem Ritual zu markieren und bei den Beteiligten zu (ver-)ankern. Hier folgt das Ritual dem Ereignis nach, dieses wird durch das Ritual noch einmal hervorgehoben und verstärkt.

Ein Beispiel: Als ein Paar die Entscheidung getroffen hatte, sich nicht zu trennen, sondern stattdessen eine neue Phase in der Beziehung einzuläuten, verschrieb die Therapeutin den beiden ein Ritual: Sie sollten sich eine Glocke kaufen und damit an den Ort ihres Kennenlernens zurückkehren und dort die Glocke 21 Mal – für jedes Beziehungsjahr ein Mal – anschlagen. Anschließend sollten sie ein fröhliches Geläut produzieren. Die Glocke sollte danach einen prominenten Platz in ihrer Wohnung bekommen.

Oder so:

Umgekehrt verändern Rituale mitunter zuerst etwas auf der Symbolebene, was in weiterer Folge auch auf der realen Ebene wirksam werden soll. Hier steht das Ritual vor der eigentlichen Veränderung und fungiert gewissermaßen als deren Türöffner.

Ein Beispiel: Ein Paar erlebte sich seit einer aufgrund medizinischer Probleme ungewollt beendeten Schwangerschaft entfremdet. Die Zwei konnten einander kaum trösten und erlebten sich allein mit der Trauer. Die Therapeutin verschrieb den beiden ein Ritual: Sie sollten eine angemessene Bestattung für das verlorene Kind gestalten, bei der als symbolischer Ersatz für das Baby Briefe an das Ungeborene dienen würden. In der Therapiestunde berieten sie gemeinsam über die Gestaltung der symbolischen Beisetzung: den Ort, die Musik, wer von beiden eine kleine Rede halten wollte, etc.

Bis zur nächsten Sitzung sollte das Ritual stattgefunden haben. Und tatsächlich war in der folgenden Stunde eine deutliche Veränderung zwischen den beiden vorgegangen, sie waren wieder mit Wohlwollen und Vertrauen in Kontakt miteinander.

Oder so:

Idealerweise werden rituelle Verschreibungen höchst individuell an das jeweilige Paar und dessen Sprachbilder angepasst. Es gibt aber auch allgemeine Rituale, die für viele Paare stimmig sind, z. B.:

- Eine Kerze entzünden als Symbol für die Bereitschaft zur Versöhnung, auch wenn es bis dahin noch ein wenig dauern kann.
- Einen gemeinsamen Abschiedsbrief an eine Außenbeziehung schreiben (s. Tipp 68).
- Altes Zeug in einer Feuerschale als Vergangenes verbrennen und verabschieden und die entstehende Asche als Dünger für eine zu setzende Pflanze verwenden.
- Ein Fotoalbum-Date zelebrieren, bei dem das Paar gemeinsam in Kennenlern-Erinnerungen schwelgt.
- »Das, was nicht zu ändern ist« auf kleine Kärtchen schreiben, diese anschließend jeweils an einen Luftballon anbinden und gemeinsam steigen lassen.
- Das »was in der Beziehung unerschütterlich ist und alles überdauern wird« gemeinsam in eine Zeitkapsel oder Flaschenpost füllen und einmauern bzw. auf die Reise schicken.
- Ein persönliches Ritual entwickeln, wie man das damalige Ja zur Beziehung heute erneuern möchte.

Tipp 45
Führe ein Interview mit der Liebe

In einer Paartherapie zeigt sich das destruktive Muster der Partner:innen sehr häufig direkt im Raum, falls kaum eine Frage konstruktiv beantwortet wird, die Partner:innen einander regelmäßig unterbrechen, fast jede Äußerung der anderen Person mit einer abwertenden Geste, einem Augenrollen oder einem Seufzer begleitet wird und so fort. Das sind die Sitzungen, die aus Therapeut:innensicht sehr anstrengend sind. Manchmal gelingt es, die destruktive Atmosphäre durch das Dazuholen einer neutralen dritten Instanz zu unterbrechen. Wir schlagen dem Paar an dieser Stelle gern ein Interview mit der Liebe vor.

Auf den Punkt gebracht:

Auch wenn diese Intervention wie ein Kasperletheater wirken könnte – sie funktioniert nur, solange du sie als Therapeut:in ernst nimmst und es keinesfalls erlaubst, sie ins Lächerliche zu ziehen. Sollte ein Paar beim Anbieten des Interviews mit der Liebe deutlich mit Skepsis oder Faxen reagieren, schlagen wir vor, diesen Widerstand anzuerkennen und stattdessen eine andere musterunterbrechende Intervention anzubieten.

Wir machen das so:

Zunächst holen wir uns die Erlaubnis ein, ein Interview mit der Liebe des Paares zu führen: »Darf ich etwas Ungewöhnliches vorschlagen? Ich würde gern ein Interview mit Ihrer Liebe führen. Das mag Ihnen vielleicht ein wenig seltsam erscheinen, aber manchmal bekommen wir auf diese Art und Weise nochmal ganz neue und wertvolle Informationen. Sind Sie mit der Übung einverstanden?«

Dann vereinbaren wir die Spielregeln:

»Ich würde das jetzt so machen, dass wir die Liebe hier zwischen Sie beide setzen und vielleicht mit einem Symbol markieren und ich rede dann hier mit Ihrer Liebe. Wollen Sie beide abwechselnd der Liebe Ihre Stimme leihen? Und darf ich ausnahmsweise mit der Liebe per Du sein? Beziehungsweise wie darf ich Ihre Liebe denn ansprechen, ›liebe Liebe‹, wäre das okay?«

Wenn alle für die Übung startklar sind, beginnen wir Paartherapeut:innen, konsequent den Blick auf den Sessel mit dem Symbol haltend, Fragen zu stellen und Antworten zu kommentieren. Hierbei ist jegliche Frage erlaubt, Hauptsache, sie ist nützlich! Wir beginnen meist mit einem Warm-up und arbeiten uns anschließend langsam zu den heiklen Themen vor:

- »Liebe Liebe, wann bist du denn bei X und Y eingezogen?«
  »Was ist denn das Besondere an deinem Paar?«
- »Was waren denn die Highlights dieser letzten Jahre?«
  »Warum möchtest du denn gern bei den beiden bleiben?«
  »Wo hast du dich denn das erste Mal so ein bisschen unwohl gefühlt?«
  »Hast du eine Erklärung dafür, warum X und Y dich manchmal gar nicht wahrnehmen?«
- »Wie geht es dir denn, wenn die beiden streiten?«
  »Hast du eine Idee, was die beiden bräuchten, damit du wieder einen guten Platz bekommst?«
  »Was müssten X und Y denn tun, damit du dir ein Abo löst, also quasi nie mehr weggehst?«
  »Hast du vielleicht noch eine Geheimwaffe im Köcher?«

Am Ende fragen wir die Liebe, ob wir etwas übersehen haben und ob sie noch wichtige Abschiedsworte sagen möchte, bevor wir die Situation entrollen und im üblichen Paartherapiemodus anknüpfen, indem wir das Paar fragen: »Wie geht es Ihnen, wenn Sie Ihrer Liebe so zuhören, X und Y?«

Tipp 46
Arbeite radikal zirkulär in 3-D

Diese Technik ist eine schöne Möglichkeit, Paaren dabei zu helfen, sich in die andere Person hineinzuversetzen. Dadurch wird für beide erkennbar, dass der oder die andere keineswegs böse Absichten hat, sondern – im Gegenteil – viel Gutes will. Der eigentliche Zauber dieser Intervention besteht in der Regel darin, dass beide meist sehr erstaunt und berührt sind, wie gut sich der oder die jeweils andere eigentlich einfühlen kann. Die Intervention bietet sich besonders in solchen paartherapeutischen Situationen an, in denen man an einen toten Punkt gelangt ist.

Auf den Punkt gebracht:

Wenn es deutliche Anzeichen für ein »Mehr vom Selben« gibt, die Antworten sich also im Kreis drehen, hole dir die Erlaubnis zu einer »gewagten Versuchsanordnung«. Lass dir dazu bestätigen, dass es im Prozess offenbar stockt und wiederhole den mutigen Charakter des nun folgenden Settings: Bitte das Paar miteinander den Platz zu tauschen und ein paar Minuten lang in Herz und Hirn des oder der Partner:in zu schlüpfen. Anerkenne, dass es sehr herausfordernd ist, aus der Perspektive des oder der anderen zu antworten. Bitte trotzdem darum, es zu versuchen. Führe jeweils kleine Interviews mit den Partner:innen, in denen sie aus der Perspektive der jeweils anderen Person antworten. Frage am Ende nach, welchen Unterschied diese Übung für beide erzeugt hat.

Wichtig ist, dass man den Antworten zwar Raum gibt, aber sofort nachschärft, wenn der Perspektivenwechsel verrutscht: Es darf nur radikal aus der Partner:innen-Sicht geantwortet werden!

Wir machen das so:

Wir fragen beispielsweise: »Wenn Sie sich als X jetzt kurz in Ihre:n Partner:in hineinversetzen und aus seiner oder ihrer Sicht die Sache betrachten, was ist denn hier der Kern der Kränkung?«

Anschließend warten wir die Antwort ab, fragen gegebenenfalls nach und validieren: »Und was lässt Sie hoffen, dass es einen Ausweg gibt?«

Wieder gilt es als Paartherapeut:in, den Antwortenden Zeit zu lassen und nachzufragen: »Was ist denn Ihre größte Sehnsucht bezogen auf Y? Wonach sehnen Sie sich?«

Frage am Ende nach, wie die Übung empfunden wurde: »Vielen Dank für Ihre ausführlichen Antworten! Haben Sie bei der Übung etwas von der anderen Person erfahren, was Sie vorher nicht wussten oder Ihnen nicht bewusst war?«

Tipp 47
Hole die Lösung aus der Zukunft

Diese Technik nennen wir in der Systemischen Familientherapie »Futur II« und wir nutzen sie in der Paartherapie immer dann, wenn wir in der Gegenwart keine oder keine ausreichenden Antworten für eine gute Lösung erhalten. »Futur II« ist ein Begriff aus der Grammatik und bezeichnet die vollendete Zukunft. Futur II drückt die Vermutung aus, dass eine Handlung jetzt oder später abgeschlossen sein wird. »Wir werden eine gute Lösung gefunden haben« lautet zum Beispiel ein typischer Satz im Futur II.

Auf den Punkt gebracht:

Das Futur II ist eine kleine hypnotherapeutische Finte. Mit ihr verführen wir Paare dazu, so zu tun, als ob ihr Problem schon gelöst wäre. Dafür passen wir unsere Stimme der kleinen hypnotischen Anleitung an, indem sie ruhiger, tiefer und langsamer wird. Wir setzen häufiger Pausen und laden das Paar ein, mit offenen Augen eine kleine Fantasiereise anzutreten.

Wir machen das so:

»So schaut also Ihr höchstpersönliches destruktives Muster aus, sind wir uns da einig? … … Mhmmm …

… Also mal angenommen, wir machen hier richtig gute Paartherapie und irgendwie entsteht für Sie beide eine richtig gute Zukunft …

… und ein paar Jahre nach der Paartherapie, sagen wir so in drei Jahren, treffe ich Sie beide zufällig auf der Straße …

… und natürlich interessiert es mich, wie es Ihnen geht … was werden Sie mir denn erzählen? – … woran zeigt sich denn das ›Gutgehen‹?

… und was werden Sie mir erzählen, wie Ihnen das gelungen ist?

… und wie Sie mit dem Muster umgegangen sind?

… und welchen guten Rat haben Sie aus der guten Zukunft für Ihre heutigen Ichs?«

Tipp 48

Ermögliche ein anderes zeitliches Erleben – Rosen und Steine

»Rosen und Steine« ist der Name einer Musterunterbrechung durch das Einführen einer neuen zeitlichen Perspektive. Sie dient dazu, die aktuelle Problemtrance in der Paartherapie zu weiten, sodass das Große und Ganze wieder in den Blick kommt. Es gilt, sich als Paar an die eigenen Ressourcen zu erinnern und die Relationen zwischen Ressourcenhaftem und Bedauernswertem neu zu gewichten. Diese Intervention eignet sich besonders für:

- Paare, die Traumatisches erlebt haben und denen die Integration des Erlebten nicht gelungen ist (z.B. eine Fehlgeburt, eine Insolvenz, eine schwere Krankheit, etc.);
- Paare, die ihre Beziehungsgeschichte nur noch durch eine defizitäre Brille betrachten können und denen der Blick für das Geglückte abhandengekommen ist;
- Paare, bei denen man mit Reden nicht weiterkommt bzw. sich verbal im Kreis dreht;
- Paare, die sich generell schwertun, ihre Gefühle zu verbalisieren bzw. ihr Erleben zu abstrahieren.

Wir machen das so:

Bei der Übung »Rosen und Steine« gehst du wie folgt vor:

- Bereite die Sitzung vor, indem du eine etwa fünf Meter lange Schnur, ausreichend Steine (kleine, mittlere und größere) und getrocknete Rosenblätter (oder künstliche Blumen) griffbereit hast.
- Hole dir beim Paar die Erlaubnis, in der heutigen Stunde ein wenig vom gewohnten Programm abzuweichen bzw. ein kleines Experiment anzuleiten.

- Bitte das Paar, die Schnur am Boden auszulegen, welche die Zeit vom Kennenlernen bis zum heutigen Tag symbolisiert.
- Lass das Paar mit Post-its den Tag des Kennenlernens bzw. Zusammenkommens und den heutigen Tag markieren. Es soll ein wenig Schnur davor und danach übrigbleiben, denn schließlich gab es davor auch schon ein (Er-)Leben und nach dem heutigen Tag wird es natürlich ein Weiterleben geben.
- Lade das Paar nun ein, die Timeline gemeinsam abzugehen und dabei mit Steinen alle herausfordernden Momente ihrer Beziehung und mit Rosen alle Ressourcenmomente zu markieren.
- Begleite das Paar dabei, wie es live miteinander seine Erinnerungen verhandelt und highlighte gegebenenfalls die eine oder andere Markierung.
- Stelle mögliche anreichernde Fragen, verhalte dich aber neutral zur Erzählung.
- Wenn das Paar am heutigen Datum angekommen ist, lade beide ein, ausgehend vom heutigen Tag zurückzublicken: Welche Gedanken, Gefühle, Impulse tauchen auf? Welche neuen Blickwinkel erlaubt diese Art der Rückschau? Welches Kompliment könnte man einander darüber machen, wie man gemeinsam Höhen und Tiefen gemeistert hat?
- Gib diesem Nachspüren ausreichend Raum.
- Dann bitte das Paar, in die andere Richtung zu schauen und auf der Schnur noch ein Kärtchen für »die gute Zukunft« zu platzieren.
- Lade das Paar ein, nochmals nachzuspüren, welchen Weg es hinter sich hat und anschließend den ersten Schritt in die gute Zukunft zu machen.

Tipp 49

Erarbeite die jeweils typische Konfliktverlaufskurve

Wer ein Muster erkennt, kann es auch unterbrechen – so weit, so logisch. Was in diesem Satz allerdings fehlt, ist die Variable »Zeitpunkt« – nur wer ein Muster *rechtzeitig* erkennt, kann es auch unterbrechen. Mit der Intervention der Konfliktverlaufskurve wird der Hergang eines typischen Konfliktmusters unters Mikroskop gelegt. Ziel ist es, den Zeitpunkt, an dem das Muster für das Paar noch veränderbar wäre, zu identifizieren. Dafür benötigst du Papier und Stift. Wir arbeiten hier gern mit dem Flipchart.

Auf den Punkt gebracht:

Diese Intervention eignet sich immer und überall. Sie kann bereits ganz am Beginn einer Paartherapie zu Diagnosezwecken eingesetzt werden. Sie hilft aber auch mittendrin, eine konstruktive Sichtweise auf dysfunktionale Muster zu erzeugen. Ebenso eignet sie sich ganz am Ende einer gelungenen Paartherapie, um den Unterschied zwischen »Früher« und »Jetzt« noch einmal deutlich zu machen bzw. zur Rückfallprophylaxe zu nutzen.

Wir machen das so:

Zunächst einmal unterstellen wir, dass es innerhalb von Beziehungen so etwas wie einen typischen Konfliktverlauf gibt. Diesen zeichnen wir auf einem großen Blatt Papier oder Flipchart auf (→Abbildung 4) und holen uns für diese Darstellung die Zustimmung des Paares:

»Wenn ich Ihnen so zuhöre, komme ich auf die Idee, dass alle Ihre Konflikte einen recht typischen Verlauf nehmen. Darf ich Ihnen zeigen, wie ich das wahrnehme?

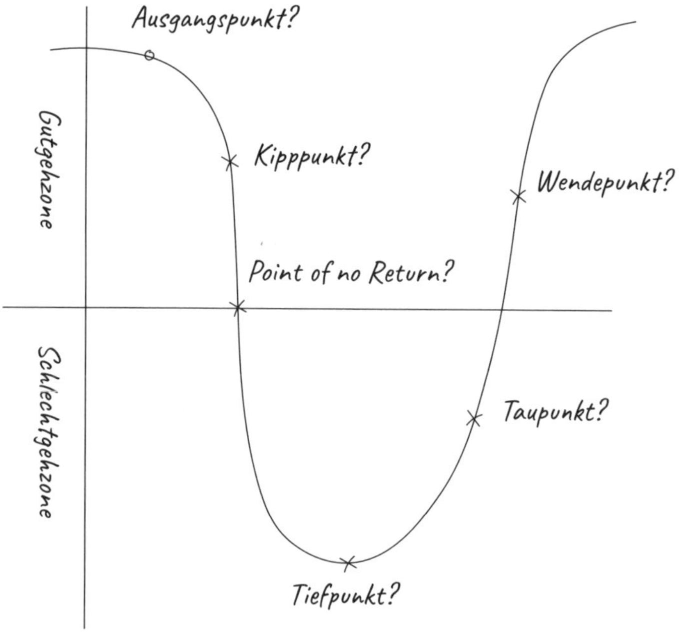

Abbildung 4: Beispiel für eine Konfliktverlaufskurve

Das hier oben nenne ich die Gutgehzone, das da unten die Schlechtgehzone und in der Mitte ist die Grenze. Okay, jetzt scheint es immer so zu sein, dass es Ihnen eine Zeit lang ziemlich gut geht miteinander und dann passiert irgendwas und die Kurve geht nach unten, aber irgendwann auch wieder hinauf und dann geht's wieder einigermaßen gut.

Es gibt da ein paar Punkte auf Ihrer Kurve, die würde ich gern genauer unter die Lupe nehmen. Nehmen wir dafür doch einmal einen Konflikt aus der jüngeren Vergangenheit:

- Was war hier der Ausgangspunkt für die Verschlechterung? Wo änderte sich die Stimmung von ›gut‹ zu ›oje‹?
- Und wenn die Kurve ab da nach unten ging – wo war dann der Point of no Return? Was passiert zwischen Ihnen, wenn es im Konflikt kein Zurück mehr gibt, wo es unweigerlich in Richtung Tiefpunkt geht?

- Was ist der *Tiefpunkt?* Wie erleben Sie den?
- Was ist das erste Anzeichen für eine Verbesserung, wo taut es wieder auf, wo ist gewissermaßen Ihr *Taupunkt?*
- Wo ist der Wendepunkt, wie und wann geht es unweigerlich wieder bergauf?
- Und jetzt die wichtigste Frage: Wo ist der Kipppunkt, also der Moment zwischen Auslöser (Ausgangspunkt) und Point of no Return? Mit anderen Worten: Wo könnten Sie auf dieser Kurve noch aus dem Konfliktmuster aussteigen? Und wie müssten Sie das bewerkstelligen?«

Tipp 50
Führe die Idee der inneren Anteile ein

Es ist paradox: Zwar zeigt jeder Mensch beim Kennenlernen nur eine bestimmte Seite von sich, will aber gleichzeitig in der eigenen Gesamtheit erkannt werden. Dieser Widerspruch bleibt in jeder Beziehung ein Leben lang ein Stück weit bestehen. Immer sind wir nur mit einer Seite bzw. einem Anteil unserer Persönlichkeit »im Spiel« und sehnen uns gleichzeitig danach, vollständig erkannt und anerkannt zu werden.

Dieses Paradox ist nicht auflösbar, kann aber für paartherapeutische Zwecke ungeheuer produktiv genutzt werden. Dafür verwenden wir das Modell der inneren Anteile, das in vielen therapeutischen Schulen eine Entsprechung gefunden hat, z. B. in der Gestalttherapie durch das Modell der Polaritäten, in der Verhaltenstherapie mit dem Schema-Modus-Modell oder in der Tiefenpsychologie mit dem Modell der Ego-States (um nur einige wenige zu nennen).

In unserem Modell gehen wir davon aus, dass jede Person zwar ein stabiles Kernselbst, darüber hinaus aber viele unterschiedliche Seiten bzw. Anteile hat, die sich je nach Kontext aktivieren. Diese Seiten sind vielfältig, unterschiedlich und meist sogar widersprüchlich (Schmidt, 2010). Wenn wir alle in diesem Sinne als quasi multiple Persönlichkeiten verstanden werden können, sind wir in unserer Partnerschaft bezogen auf die vielfältigen Ich-Prozesse unserer Partner:innen genau genommen nicht mit einer Person zusammen, sondern mit vielen. Wir leben gewissermaßen in einer monogamen Polygamie.

Auf den Punkt gebracht:

Die wichtigste Idee, die wir Paaren diesbezüglich zur Verfügung stellen, ist der Unterschied zwischen »du« und »eine Seite von dir«. Lade die Partner:innen hierfür zunächst ein, zu prüfen, wie folgende Sätze für sie klingen:

- »Du bist so ein Egoist!« vs. »Eine Seite von dir agiert sehr egoistisch!«
- »Ich kann dir nicht vertrauen!« vs. »Es gibt eine Seite von dir, der ich nicht vertrauen kann!«
- »Nie gehst du auf meine Wünsche ein!« vs. »Eine Seite von dir scheint meine Wünsche zu ignorieren!«
- »Immer kritisierst du mich!« vs. »Eine Seite von dir kann kein gutes Haar an mir lassen!«
- Etc.

Es bietet sich an, dass du mit Beispielen arbeitest, die sich aus der unmittelbaren Therapiesituation ergeben. Am allerbesten lädst du das Paar ein, diese Sichtweise und die damit verbundene Sprache bis zur nächsten Sitzung auszuprobieren und einzuüben.

Tipp 51
Mache die inneren Anteile sichtbar

Sobald sich ein Paar dieser Sichtweise angeschlossen hat (»Ergibt Sinn!«), kannst du beginnen, kreativ mit diesen inneren Anteilen in der Paartherapie zu arbeiten. Denn ab jetzt stellen sich für beide Partner:innen (und natürlich auch für dich) interessante Fragen:

- Mit welchem deiner vielen sogenannten Teil-Partner:innen bin ich denn gerade im Austausch?
- Mit welchem nicht?
- Und welche meiner Seiten sollte ich bevorzugt in den Austausch schicken, sodass wir eine schöne, bereichernde und erfüllende Begegnung haben können?
- Will ich gerade lieber einen »Krieger-Anteil« reinschicken?
- Welche Seite hat welche Auswirkung?
- Welche Seiten bzw. Anteile anzubieten wäre der konstruktivste Beitrag zum gewünschten Ergebnis?
- Etc.

Auf den Punkt gebracht:

Teilearbeit hat mehrere Vorteile. Durch sie entsteht zunächst wieder Augenhöhe, denn schließlich haben beide Personen solche und solche Seiten. Mit ihr zieht zudem oft auch wieder Humor ein: Die Seite eines boxenden Kängurus regt automatisch zum wohlwollenden Schmunzeln an. Die Vorstellung von mehreren inneren Anteilen wird von den Paaren aber hauptsächlich und in erster Linie als sehr entlastend erlebt: Nicht du gehst mir so auf die Nerven, sondern eine Seite von dir! Nicht ich kann mich nicht beherrschen, sondern eine Seite von mir!

Diese Sichtweise eröffnet neue Handlungsspielräume: Man kann eine Person offenbar lieben, einen bestimmten Anteil von ihr aber gleichzeitig abstoßend, ärgerlich, bedrohlich, lächerlich und letztlich nicht liebenswert finden – und das ist ganz normal! Aus einer solchen Erkenntnis erwächst eine neue Haltung: Ich mag vielleicht nicht, was diese eine Seite tut, aber ich mag dich!

Wir machen das so:

Wir reduzieren hier gern die Komplexität. Natürlich hat jede:r viele unterschiedliche Anteile, aber für die Paartherapie ist es gar nicht so wesentlich, *alle* kennenzulernen. Ohne die Komplexität der handelnden Personen kleinreden zu wollen – uns genügt es, von jeweils zwei Anteilen zu sprechen:

1. eine Seite von A bzw. B, die für die Beziehung besonders förderlich ist,
2. eine Seite von A bzw. B, die für die Beziehung eher hinderlich ist.

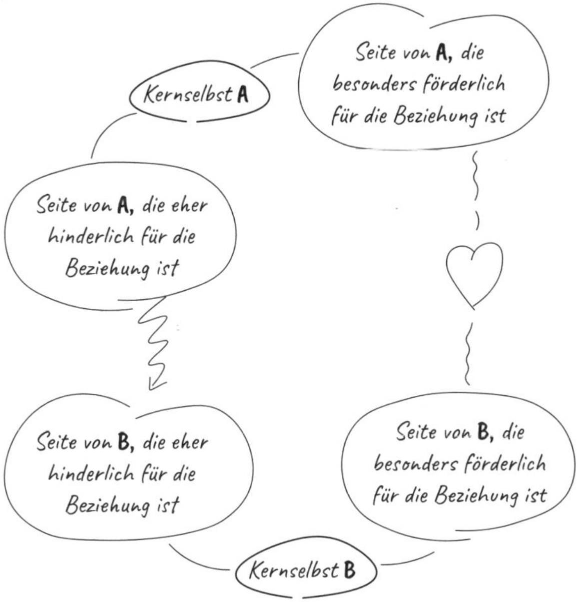

Abbildung 5: Beispiel für die inneren Anteile zweier Personen, die in der Paartherapie relevant sind

Bis jetzt wussten noch alle Paare ziemlich genau, was mit den jeweiligen beiden Seiten gemeint sein könnte.

Ein Beispiel:
»Wir sind uns also einig, dass hier mehrere Ullis und mehrere Berts im Spiel sind. Ich zeige Ihnen mal auf dem Flipchart, wie ich das meine (→Abbildung 5). Also, Ulli und Bert haben jeweils ein Kernselbst, einen Teil Ihrer Identität, der stets gleichbleibt. Schließlich gehen Sie abends schlafen und wissen, dass Sie Ulli bzw. Bert sind, und Sie wachen morgens auf und wissen das immer noch. Aber darüber hinaus gibt es offenbar unterschiedliche Anteile Ihrer jeweiligen Persönlichkeit, die unterschiedliche Auswirkungen auf die Beziehung haben.

Es scheint eine Seite von Ulli zu geben, die besonders förderlich ist für die Beziehung (A1) und eine Seite von Bert, die besonders förderlich ist für die Beziehung (B1). Würden Sie mir die mal beschreiben?

Und dann scheint es eine Seite von Ulli zu geben, die eher hinderlich ist für die Beziehung (A2) und eine Seite von Bert, die eher hinderlich ist für die Beziehung (B2). Mit welchen Eigenschaftswörtern oder Metaphern würden Sie diese Seiten am besten beschreiben? Ulli, Sie die Ihre, und Bert, Sie die Ihre.

Sind Sie sich da einig? Wissen Sie beide, wer damit jeweils gemeint ist? Ja, dann lade ich Sie ein, bis zur nächsten Sitzung einfach nur zu beobachten, wann und wie sich diese Seiten ins Spiel bringen!«

Tipp 52
Verführe die inneren Anteile zu neuen Koalitionen

In einigen Fällen reicht das Sichtbarmachen der Anteile völlig aus, um Veränderungen beim Paar anzustoßen. Dann lassen wir es auch dabei. In anderen Fällen genügt es noch nicht, um dysfunktionale Muster zu unterbrechen. Wenn das so ist, greifen wir den Faden mit den inneren Anteilen in der nächsten Sitzung erneut auf:

- Wir fragen nach den Ressourcen und schönen Momenten, die entstehen, wenn die förderlichen Anteile einander begegnen.
- Wir erinnern an die schmerzhaften Muster, die entstehen, sobald die hinderlichen Anteile sich treffen.
- Wir wollen wissen, wie man Anteile ein- und ausladen kann.
- Wir erkunden Trigger und Kontexte, die bestimmte Konstellationen zwischen Anteilen wahrscheinlicher machen.
- Etc.

Auf den Punkt gebracht:

Die allerspannendste Frage in der Arbeit mit den inneren Anteilen der Partner:innen ist für uns folgende: Was passiert, wenn Anteile miteinander kommunizieren, die bisher wenig oder gar keinen Kontakt zueinander hatten? Diese Art der Betrachtung ist neu und damit automatisch musterverändernd. Sie kann Paaren neue Spielräume eröffnen. Um diese Idee der inneren Anteile zu ankern, empfehlen sich immer Hausaufgaben, wie:

- *Beobachtungsaufgaben*
  »Das haben wir jetzt am grünen Tisch entwickelt, aber ich lade Sie ein, im richtigen Leben zu schauen, ob unsere Hypothesen wirklich zutreffen.«

- *Experimentieraufgaben*
  »Schauen Sie doch mal, was passiert, wenn Sie versuchen, in den kommenden Konfliktsituationen eine andere Seite von sich dazuzuholen.«
- *Verhaltensaufgaben*
  »Finden Sie heraus, wie man den wohlwollenden Anteil des oder der anderen besonders gut einladen kann!«
- *Anker-Aufgaben*
  »Bis zur nächsten Sitzung gehen Sie bitte miteinander in ein Spielzeuggeschäft und suchen sich dort Symbole für Ihre unterschiedlichen Seiten aus, die Sie prominent im Wohnzimmer platzieren.«

Wir machen das so:

»Angenommen, Anna, Jamals wenig förderliche Seite, sein boxendes Känguru, kommt auf die Bühne und Sie würden ausnahmsweise nicht mit Ihrem stacheligen Igel-Anteil darauf reagieren, sondern mit Ihrer Sonnenschein-Seite – was, vermuten Sie, würde dann passieren?«

Tipp 53
Stelle das Problem mit dem Systembrett auf

Die metaphorische Darstellung von Paardynamiken ist eine weitere Möglichkeit, um Beziehungszusammenhänge zu konkretisieren, zirkuläre Sichtweisen zu verstärken oder zu verstehen sowie Übergänge vom Problem zur Lösung zu erleichtern. Zu einer solchen metaphorischen Darstellung zählt auch das Systembrett. Die Arbeit mit dem Familienbrett, das wir gern als Systembrett bezeichnen, hat sich in der Systemischen Therapie in den vergangenen Jahrzehnten breit und vielfach bewährt.

Die Intervention mit dem Familienbrett wurde 1978 von Kurt Ludewig und Ulrich Wilken vorgestellt (s. a. Ludewig, Pfliegler, Wilken u. Jakobskötter, 1983). Für sie wird ein 50 × 50 Zentimeter großes Holzbrett verwendet, auf dem ringsherum im Abstand von fünf Zentimetern von der Kante ein schwarzer Rand gezeichnet ist. Ein Satz von Holzfiguren ermöglicht es, Beziehungen, d. h. Relationen von Nähe und Distanz, symbolisch dazustellen. Die Figuren sind minimal strukturiert: Sie haben Augen und Nase – also eine Blickrichtung, zeigen aber keinerlei Mimik. Es gibt runde und eckige Figuren und zwei unterschiedliche Größen. Die einfache Ausführung der Figuren erlaubt es dem Paar, sich auf die Darstellung von Beziehungsmustern, statt auf Eigenschaften der Personen zu konzentrieren. Durch die folgenden Variablen werden auf dem Systembrett die verschiedenen interaktionellen Muster zwischen den Personen abgebildet: Entfernung zwischen den Figuren, Platzierung auf dem Brett, Größe und Form der Figuren, Blickrichtung, Reihenfolge der Aufstellung auf dem Brett und daraus resultierende Gestaltung der Anordnung. All diese Aspekte interessieren uns.

Die Einladung, die Paarbeziehung auf dem Systembrett abzubilden, beinhaltet, dass die beiden Partner:innen ihren Ansichten über Struktur und Funktionsweise der Paarbeziehung eine mitteilbare Realität verleihen. Das Paar bildet dabei eine modellhafte Analogie seiner Sichtweisen über seine Beziehung, es vermittelt einander analoge Botschaften im Sinne von Beziehungsdefinitionen (Ludewig et al., 1983).

Idealerweise stellen Partner:innen ihre Figuren in kooperativer Weise auf und zwar in Relation zueinander bzw. in Relation zur Figur »Problem« oder zur Figur »Liebe«. Handelt es sich um ein hochstrittiges Paar, das sich nur schlecht einigen kann, lässt sich die Aufstellung auch getrennt voneinander durchführen, entweder parallel auf zwei Systembrettern oder auch nacheinander.

Auf den Punkt gebracht:

Die metaphorische Darstellung von Interaktionsmustern löst oftmals den Erkenntnisknoten der Beteiligten und birgt dadurch die große Chance auf eine Musterunterbrechung. Zunächst gilt es aber, das Paar für diese Intervention zu gewinnen. Wie immer finden wir es wichtig, dass unsere Klient:innen mitbestimmen, was sie ausprobieren wollen und was nicht. Daher bieten wir jede Intervention möglichst so an, dass sie auch problemlos ausgeschlagen werden könnte.

Wir machen das so:

1. Wir stellen dem Paar die Intervention vor und laden dazu ein, sie auszuprobieren:
   »Wenn ich Ihnen so zuhöre, fällt mir etwas ein, wie wir dieses Problem genauer anschauen und verstehen könnten. Hätten Sie Lust, das auszuprobieren? Vielleicht haben Sie schon mal vom Familienbrett oder Systembrett gehört? Wenn es Ihnen nicht zusagt, melden Sie sich.
   Beim Systembrett haben wir ein Brett, das in weiterer Folge unser Spielfeld ist. Und es gibt unterschiedliche Figuren, große, kleine, eckige und runde. Diese haben mit Augen und Nase eine Blickrichtung, aber kein Gesicht. Ich würde Sie gern einladen, dass Sie dem wiederkehrenden Problem gemeinsam ein Bild geben,

es als eine Szene darstellen. Keine Sorge, dabei gibt es kein Richtig oder Falsch. Es geht darum, ein für Sie im Moment passendes Bild zu gestalten. Nehmen Sie sich dafür ruhig Zeit.«

2. Bei einer kooperativen Aufstellung der Partner:innen leiten wir wie folgt weiter an: »Zunächst bitte ich Sie, die Figuren auszusuchen, je eine für sich selbst und eine Figur für das Problem(-muster). Stellen Sie dann die Figuren auf dem Brett so auf, wie sie zueinander und zum Problem stehen.«
   Falls das Paar getrennt voneinander parallel auf zwei Systembrettern aufstellt, achte darauf, dass die Partner:innen idealerweise so sitzen, dass sie die Aufstellung des oder der anderen nicht sehen können. Die Anleitung bleibt dieselbe:
   »Suchen Sie eine Figur für den oder die Partner:in und eine für sich aus. Stellen Sie die Figuren auf dem Brett so auf, wie sie zueinander und zum Problem stehen.«
3. Beobachte als Paartherapeut:in den Prozess des Aufstellens und nutze ihn zur Hypothesenbildung.
4. Sind die Figuren auf dem Brett platziert, frage nochmals nach, ob die Aufstellung so passt. Letzte Änderungen an der Darstellung des Problembildes wären jetzt noch erlaubt. Achte danach darauf, dass die Figuren während der Exploration nicht mehr (ständig) verschoben werden.
   Starte dann mit der zirkulären Befragung zum Problembild. Frage zu jeder einzelnen Figur, wie es ihr an ihrer Position geht. Beginne immer zirkulär zu fragen, d. h., bei einer kooperativen Aufstellung geht die erste Frage zu Figur A an B: »Wie, denken Sie, geht es A an dieser Stelle? Wie ist der Abstand zu B für A? Wie sieht A auf das Problem? Wie ist der Abstand bzw. die Sichtweise von A?« Etc.
   Frage nun zur Figur B. Die Frage geht an A: »Wie, denken Sie, geht es B an dieser Stelle? Wie ist der Abstand zu A für B? Wie sieht B auf das Problem? Wie ist der Abstand bzw. die Sichtweise von B?« Etc.
   Dann frage nach, wie es den Partner:innen mit der Einschätzung des Partners oder der Partnerin ergangen ist: »Wo lag er oder sie richtig mit der Einschätzung? Wo gab es wesentliche Unterschiede? Was war vertraut? Was hat überrascht?«

5. Lass das Paar in einem nächsten Schritt ein Lösungsbild erarbeiten und aufstellen: »Wie müssten die Figuren anders stehen, damit das Problem nicht mehr so groß wäre oder langsam verschwinden würde?« Etc. Achtung! Das Entfernen von Figuren vom Brett ist nicht erlaubt!
   Lade die Partner:innen ein, zunächst die Position der eigenen Figur zu verändern, sodass ein Lösungsbild entstehen kann.
6. Fordere das Paar auf, ein Foto vom Lösungsbild zu machen und dieses zu Hause auszudrucken und an einer prominenten Stelle aufzuhängen (»visueller Anker«). Gib folgende Beobachtungsaufgabe mit: »Immer dann, wenn eine:r von Ihnen das Gefühl hat, Sie haben es geschafft, sich der Lösung anzunähern, malen Sie einen Punkt auf das Bild und schreiben Sie das Datum dazu.« So sollte der Transfer in den Alltag gelingen.

Tipp 54
Verstärke die Gefühle durch eine Stuhlarbeit

Ursprünglich wurde die Stuhlarbeit von den Begründer:innen der Gestalttherapie, Laura und Fritz Perls entwickelt, um in der Einzeltherapie innere Dialoge unterschiedlicher Persönlichkeitsanteile zu evozieren (Staemmler, 1995). Wir nutzen diese Technik gerne bei Paaren im Anschluss an die Arbeit mit dem Systembrett. Die dabei zu Tage geförderten Gedanken, Gefühle und Erkenntnisse werden durch die Stuhlarbeit vertieft. Unsere Erfahrung hat gezeigt, dass die analoge Aufstellung der Stühle als Ergänzung zum Systembrett die zusätzliche Chance bietet, sich mit dem ganzen Körper auf die dargestellten unterschiedlichen Positionen zu begeben. Auf den anderen Stühlen gewinnen die Partner:innen Einsicht in die verschiedenen Perspektiven. Dies ermöglicht einerseits ein tiefergehendes Erleben eigener Gefühle zur Beziehungsdynamik und andererseits das Einfühlen in die Position des Partners oder der Partnerin. Im Prozess des Sicheinlassens treten Gedanken, Gefühle und Handlungsimpulse auf, die im Raum laut ausgesprochen werden sollen.

Wir laden die Paare bei der Stuhlarbeit ein, sich nicht nur in die eigene Position und die der Partner:innen einzufühlen, sondern letztendlich auch in die des Problems. Hierbei kann es hilfreich sein, mit einer der folgenden Fragen zu intervenieren:

- Wofür will sich das Problem engagieren?
- Was könnte das Problem für einen Nutzen haben?
- Welchen Beitrag leistet das Problem für die Beziehung? Für mich? Für meine:n Partner:in?
- Wann könnte sich das Problem verabschieden?

Wir nutzen in unserer Praxis für diese Übung Klapp- oder stapelbare Stühle. Wer nicht ausreichend Platz im Therapie- oder Beratungsraum hat, kann sich auch mit DIN-A4-Blättern behelfen und diese statt der Stühle im Raum verteilen. Natürlich kann die Stühlearbeit auch direkt ohne Vorarbeit mit dem Systembrett angeboten werden.

Tipp 55

Interessiere dich für biografische Muster – Genogrammarbeit

Wenn die problematische Koproduktion besonders hartnäckig ist und durch andere Interventionen nicht veränderbar war, ist es mitunter sinnvoll, die biografischen Muster sichtbar zu machen und bei den Partner:innen wechselseitig um Verständnis für die lebensgeschichtlichen Prägungen zu werben. Das machen wir vor allem in solchen Situationen, in denen wir den Eindruck haben, dass bestimmte destruktive Anteile womöglich einen biografischen Ursprung haben und wir diesen für das Paar begreifbar und verstehbar machen wollen. Dafür verwenden wir das Genogramm.

Das Genogramm ist eine in der systemischen Familientherapie gängige abstrahierte Darstellungsform, Familiengeschichte sichtbar zu machen. Die dabei verwendeten Symbole erinnern an die eines Stammbaums. Die Informationen eines Genogramms gehen jedoch weit über die eines Stammbaums hinaus. Das Genogramm berücksichtigt Beziehungen, sich wiederholende Beziehungsmuster, Krankheiten, Eheschließungen, Unfälle, Todesfälle und überdies auch noch andere familienprägende Informationen, wie Migration, berufliche Hintergründe und anderes. Das Genogramm hat den Vorteil, komplexe Informationen über Familiensysteme übersichtlich abzubilden. Dafür werden einheitliche Symbole verwendet (von Schlippe u. Schweitzer, 2016, S. 229). So steht ein Viereck für männliche Familienmitglieder und ein Kreis für die weiblichen.

Ein Genogramm umfasst meist drei Generationen, im Zentrum steht immer die Herkunftsfamilie des Befragten. Durch Linien wird im Genogramm kenntlich gemacht, welche Personen wie miteinander verbunden sind. Jede Generation erhält eine Ebene. Horizontale Verbindungen zeigen Liebesbeziehungen oder formalisierte Beziehungen an. Vertikale Linien verdeutlichen, welche Kinder aus welcher Beziehung stammen. In einem Haushalt zusammenlebende Personen können umkreist, konfliktreiche Beziehungen durch einen blitzartigen Pfeil und harmonische Beziehungen durch eine Doppellinie verbunden werden (Abbildung 6).

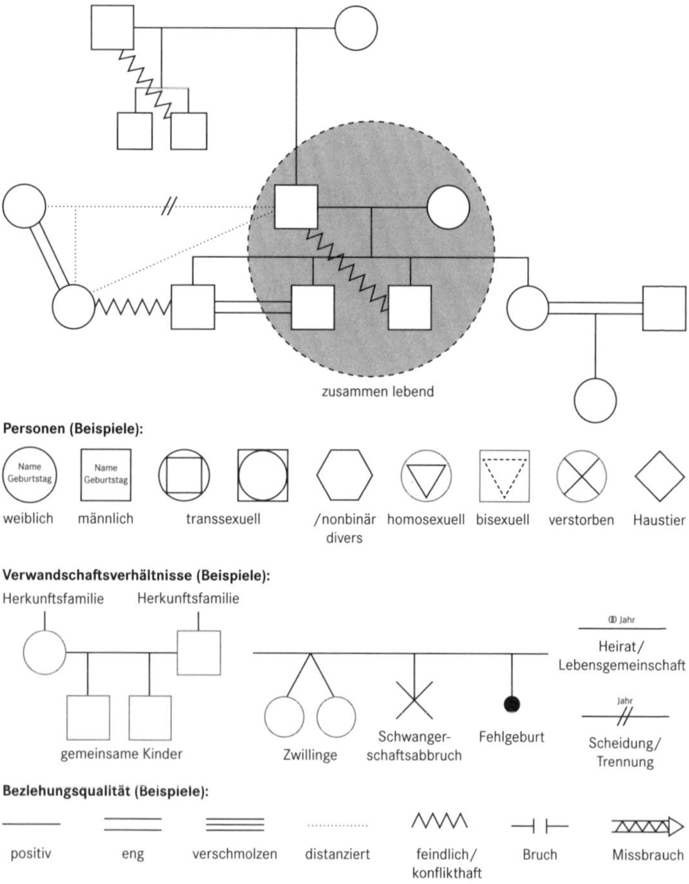

Abbildung 6: Grundform und Symbole eines Genogramms (Lindemann, 2023, S. 354)

Folgende Daten und Fakten des familiären Herkunftssystems sollten im Genogramm auf jeden Fall erhoben werden:

- Vorname und Alter bzw. Geburts- und Sterbedatum der Familienmitglieder;
- Jahr der Eheschließung, Beziehungsdauer, Trennungs- bzw. Scheidungsjahr;
- Wohnorte, Migration;
- Krankheiten, Schicksalsschläge, Todesursachen;
- Bildungsweg, Ausbildung, Beruf.

Darüber hinaus ist es oft erkenntnisstiftend, ergänzend Informationen einzuholen, die das Erleben und die Wahrnehmung der Befragten über Familienmitglieder und deren Beziehungsgestaltung untereinander verdeutlichen, etwa:

- drei Eigenschaftsworte, die ein Familienmitglied beschreiben (z. B. Oma Grete: furchterregend, herrisch, beruflich sehr erfolgreich);
- Slogan oder Motto, die die Familienatmosphäre wiedergeben (z. B. »Harmonie ist das höchste Gut« oder »Niemals zerstritten einschlafen«);
- ein Familienwappen entwerfen lassen, das einen Spruch und ein Symbol beinhaltet und beides soll die Werthaltung der Familie repräsentieren (z. B. der Spruch »Schaffe, schaffe – Häusle baue« und dazu das Symbol bestehend aus einem Hammer und einem Laptop);
- familiäre Tabuthemen: Worüber wurde und wird in der Familie nicht gesprochen (z. B. über Homosexualität, uneheliche Kinder aus Nebenbeziehungen, Schwangerschaftsabbrüche oder Totgeburten etc.)? Wer hat wem etwas überliefert? Wo gibt es Informationslücken?

Auf den Punkt gebracht:

Das Genogramm wird während des Gesprächs von der Therapeutin angefertigt. Es sollte dabei stets für alle sichtbar sein. Daher empfiehlt es sich, mit einem Flipchart oder einem großen DIN-A3-Block zu arbeiten. Mit farbigen Stiften lassen sich Besonderheiten herausstellen. Im Zentrum der Methode stehen die Erzählungen zum Familiensystem. Durch sie soll ein neues Verständnis dafür entstehen, wie prägende (wieder aktivierbare) Beziehungsmuster der Vergangenheit womöglich in die Gegenwart hineinwirken.

Es braucht ein bisschen Übung, um den für das Genogramm zur Verfügung stehenden Platz gut einteilen zu können und seine typische Symbolik zu beherrschen. Deshalb raten wir allen, die in die Methode einsteigen, zunächst einmal mit Papier und Bleistift das eigene Genogramm kleinformatig zu erarbeiten. Auch bei laufenden oder startenden Einzeltherapien kann das Fragen und Zeichnen geübt werden, indem du versuchst, während des Gesprächs auf deinem Notizblock nur für dich und deine Augen ein Genogramm anzufertigen. Das senkt den Druck, sofort etwas Vorzeigbares gestalten zu müssen und macht dich gleichzeitig fitter und sicherer, wenn du die Technik bei einem Paar anwenden willst.

Wir machen das so:

Bei der Erstellung eines Genogramms gehen wir systematisch vor und beginnen mit den Eltern der Befragten und zeichnen diese im unteren Drittel des Blattes ein, sodass für die Generation der Klientin ebenfalls noch Platz bleibt. Wir fragen zuerst nach den Vornamen der Eltern, ob sie noch leben und wie alt sie sind, in welcher Beziehungsform sie leben (verheiratet, geschieden, Affäre etc.) oder mal gelebt haben. Anschließend erkundigen wir uns nach ihrem Beruf und welche drei Eigenschaftsworte sie gut beschreiben.

Danach erfragen wir, ob es Geschwister gibt und zeichnen diese wie auch die Klientin selbst unterhalb der Eltern ein. In der Reihenfolge ihrer Geburt werden die Geschwister, beginnend mit dem ältesten Kind links, angeordnet. Anschließend erfragen wir deren Vornamen, Alter und Eigenschaften. Mitunter ist es auch aufschlussreich, nach den Beziehungsformen der erwachsenen Geschwister zu fragen, um hier erste Hypothesen zu bilden, denn manche Erzählungen werden mit Aussagen angereichert wie: »Bei uns ist niemand geschieden« oder »Wir halten alle nichts von der Ehe, ohne Trauschein ist es besser«.

Fallbeispiel:

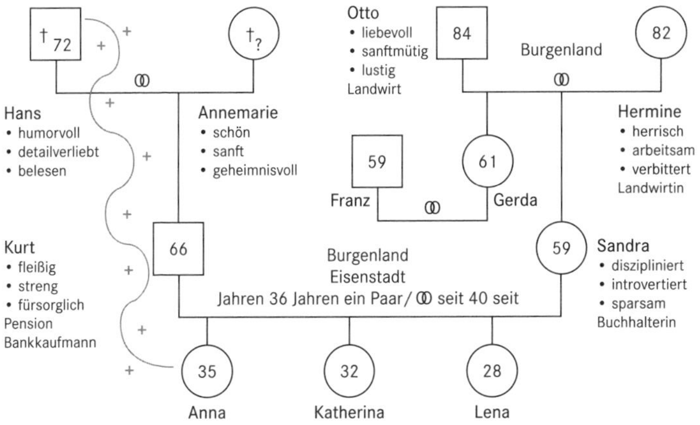

Abbildung 7: Das Genogramm von Anna

Anna und Paul sind in einer laufenden Paartherapie und haben gemeinsam mit der Therapeutin entschieden, sich ihre Biografien gemeinsam anzusehen. Es beginnt Anna. Während sie erzählt, fertigt die Therapeutin Annas Genogramm an (Abbildung 7).

Anna ist 35 Jahre alt. Sie ist bei ihren Eltern im Burgenland aufgewachsen mit zwei jüngeren Schwestern: Katharina (32 Jahre) und Lena (28 Jahre). Die Mutter heißt Sandra und ist 59 Jahre alt. Sie arbeitet als Buchhalterin in Eisenstadt, wo auch das Elternhaus gebaut wurde, bevor die Mädchen auf die Welt kamen. Annas Vater heißt Kurt und ist 66 Jahre alt. Er ist seit Kurzem in Pension, davor hat er über dreißig Jahre bei einer Bank gearbeitet und ist in dieser Zeit von Eisenstadt nach Wien gependelt. Dem Vater schreibt Anna die Eigenschaften »fleißig«, »streng« und »fürsorglich« zu. Die Mutter beschreibt sie als »diszipliniert, introvertiert und sparsam«. Die beiden hätten sich bei einem Feuerwehrfest kennen- und lieben gelernt, als die Mutter gerade das Gymnasium abgeschlossen hatte. Der Vater wäre die erste, ernsthafte Beziehung von Sandra gewesen. Anna erzählt, dass dies der Mutter immer wichtig gewesen wäre zu betonen, dass es »keinen anderen Mann« in ihrem Leben gegeben habe und der Vater darauf gerne einstimme, dass es eben »Liebe auf den ersten Blick« gewesen sei. Sandra und Kurt sind demnach seit vierzig Jahren ein Paar und seit 36 Jahren verheiratet. Anna beschreibt die Beziehung ihrer Eltern als »langweilig«. Sie hätten immer viel gearbeitet, das Haus und den Garten gepflegt. Manchmal gab es Familienfeste, aber nur selten wären Freunde der Eltern bei ihnen gewesen oder die Eltern ausgegangen. Sie erinnere sich nicht, dass es jemals Streit zwischen ihnen gegeben habe. Auf die Frage nach den Großeltern schildert Anna zuerst die mütterliche Linie. Der Großvater ist 84 Jahre alt und die Großmutter 82 Jahre. Sie leben gemeinsam mit der Schwester der Mutter, also Annas Tante, auf dem Land, das sie als Bauern ihr Leben lang bewirtschaftet haben. Den landwirtschaftlichen Betrieb hat Annas Tante Gerda (61 Jahre) mit ihrem Ehemann Franz (59 Jahre) übernommen. Der Großvater Otto wird von Anna als »liebevoller, sanftmütiger und lustiger Mann« beschrieben, die Großmutter Hermine als »herrische, arbeitssame und verbitterte Frau«. Die beiden wären von Annas Urgroßeltern gezwungen worden zu heiraten, als Hermine schwanger war. Anna erzählt, dass sie denke, dass ihre Großmutter eigentlich ihr ganzes Leben lang in einen anderen Mann verliebt gewesen sei, dies aber niemals zugegeben habe. Doch Anna konnte es schon als kleines Mädchen sehen, wie liebevoll die sonst so kühle Frau mit dem besten Freund des Großvaters umging. Auch Tante Gerda und ihre Mutter würden diese Geschichte hinter dem Rücken von Otto und Hermine gern erzählen. Dabei hätten sie stets ein wenig Mitleid mit dem Vater, der seine herrische Frau bis zum heutigen Tag sehr verehre und bewundere.

Annas Großeltern väterlicherseits sind beide bereits verstorben. Opa Hans (gestorben vor zwanzig Jahren im Alter von 72 Jahren) habe sie noch kennengelernt. Er war mit Leib und Seele Eisenbahner und in seinem Keller habe er eine riesengroße Modelleisenbahn gehabt, mit der sie manchmal – allerdings nur unter seiner Aufsicht – spielen durfte. Anna beschreibt ihn als »humorvoll, detailverliebt und belesen«. Die Großmutter sei früh verstorben, als Annas Vater noch ein junger Mann war. Anna wisse nicht genau wann und wie alt die Großmutter damals gewesen sei. Es gibt Erzählungen und auch Fotos, die eine schöne Frau zeigen mit langen rotblonden Haaren, die gleiche Haarfarbe, die auch Anna hat. Sie schildert die Oma als »schön, sanft und geheimnisvoll«. Der Opa habe jedes Mal sehr liebevoll von ihr gesprochen und gemeint, sie wären sehr glücklich miteinander gewesen. In seinen Augen hätte man immer lesen können, wie sehr er sie vermisste. Nach Annemaries Tod sei er allein geblieben. »Da wäre kein Platz in meinem Herzen für eine andere gewesen«, habe Hans ihr oft erzählt. Anna meint, dass ihr Großvater sie gegenüber ihren Schwestern bevorzugt habe. Sie wäre seine Lieblingsenkelin gewesen. Sie ist sich sicher, dass dies so war, weil sie ihrer Oma so ähnlich sähe. Während sie erzählt, dämmert es Anna langsam, dass sie immer dann unzufrieden in ihrer Beziehung ist, wenn Paul sich ihr nicht exklusiv zuwendet.

Das Genogramm setzen wir in der Paartherapie zu dem Zeitpunkt ein, an dem beide Partner:innen das kollusive Muster ihrer Beziehung bereits abgenickt haben, und sie sich etwa darüber einig sind, dass es bei ihnen um einen Nähe-Distanz-Konflikt geht. Zudem sollte das Paar schon in der Lage sein anzuerkennen, dass gewisse Verhaltensweisen bzw. die Aktivierung bestimmter Anteile von der anderen Person nicht persönlich gemeint sind, sondern mit ihr oder ihrer Familienkultur zu tun haben. Beide Partner:innen sollten gewillt sein, sich in ihrer biografischen Werdung zu zeigen. Für uns Therapeut:innen ist es hier besonders wichtig, sich explizit die Erlaubnis für die Intervention einzuholen und sie auch nur dann anzuleiten, wenn diese gegeben wurde.

Auf den Punkt gebracht:

Damit diese Intervention in der Paartherapie gut gelingen kann, müssen gewisse Spielregeln vorab installiert werden, dazu gehört, dass

- jeweils eine Sitzung einem oder einer Partner:in gewidmet ist, in der er oder sie mit dem Therapeuten oder der Therapeutin am Genogramm arbeitet,
- während der oder die andere wohlwollend zuhört, aber vor allem stille:r Beobachter:in bleibt, aber
- Verständnisfragen erlaubt sind und
- der oder die jeweils andere das Gesehene und Gehörte am Ende der Stunde wohlwollend kommentieren darf (dazu zählt nicht etwas wie: »Ich habe ja immer schon gewusst, dass deine Mutter …«).

Für paartherapeutische Prozesse finden wir diese anreichernden Fragen besonders hilfreich:

- Welche Art von Beziehung haben Sie zu Hause erlebt?
- Wenn es so etwas wie ein Familienwappen mit einem Leitspruch in Ihrer Herkunftsfamilie gäbe, wie würde der lauten?
- Was müssten Sie für einen Leitspruch in Ihrer aktuellen Beziehung (Familie) installieren, um die Herkunftsfamilie für alle Zeit zu vergraulen?
- Was für eine Konfliktkultur herrschte in Ihrer Familie?
- Erinnern die aktuellen Konfliktmuster in Ihrer Beziehung Sie an etwas Früheres? Wenn ja, woran?
- Was hat damals Sinn gemacht, ist aber heute nicht mehr passend oder notwendig?
- Welche Ressourcen haben Sie jetzt, die Ihnen damals noch nicht zur Verfügung standen?
- Was möchten Sie heute anders machen?
- Wie kann Ihr:e Partner:in Ihnen dabei helfen?

Tipp 56

Intensiviere die Verbindung zum alten biografischen Muster – baue eine Affektbrücke

In der Einleitung haben wir erläutert, dass biografische Exkurse (sehr ausführlich geschildert in Tipp 55) erst dann angewendet werden, wenn alle anderen Interventionen (noch) nicht zum gewünschten Veränderungserfolg geführt haben. Wir bedienen uns dieser »maximalinvasiven« Methode vor allem, um bei den Partner:innen wechselseitig um Verständnis für die lebensgeschichtlichen Prägungen zu werben. Damit das gelingen kann, müssen beide Personen zunächst selbst gut mit dem eigenen früheren biografischen Erleben in Kontakt kommen. Eine Frage rund um die Genogrammarbeit interessiert uns daher besonders: »Erinnern die aktuellen Konfliktmuster in Ihrer Beziehung Sie an etwas Früheres? Wenn ja, woran?«

Nicht allen Menschen gelingt es gleich gut, sofort eine Antwort auf diese Frage zu geben. Hier helfen wir bei Bedarf mit einer Affektbrücke nach (Watkins, 1971).

Auf den Punkt gebracht:

Wir erinnern uns an Tipp 11: Nicht die Personen werden behandelt, sondern die Beziehung. Denn Paartherapie ist eben keine Krankenbehandlung. In der Paartherapie sind biografische Exkurse wahrscheinlich jene Bestandteile, die am nächsten an klassischer Psychotherapie sind. Sei als Therapeut:in bei dieser Übung daher besonders achtsam und vergewissere dich, dass du von allen anwesenden Personen auch die Erlaubnis hast, mit sehr persönlichen Erinnerungen zu arbeiten. Im Einzelfall kann es passieren, dass dabei traumatisches Material auftaucht. Deshalb muss du in der Sitzung genug Zeit einplanen, um eine eventuelle weitere therapeutische Versorgung sicherzustellen. Wo und wie diese erfolgen könnte, darüber solltest du dir im Vorfeld Gedanken machen. Zur Erstversorgung kann es beispielsweise sinnvoll sein, einen sicheren Wohlfühlort für das verletzte Kind herzustellen (→ Tipp 57).

Wir machen das so:

»Es gibt diesen vagen Verdacht, dass die Konfliktmuster von heute Sie an etwas aus der Vergangenheit erinnern, nicht wahr? Wollen wir dem ein wenig genauer nachgehen? Ist das für Sie okay, jetzt in Kontakt zu kommen mit ›altem Zeug‹? Ja? Fein.

Dann lade ich Sie jetzt ein, noch einmal mit einer besonders belastenden Streitsituation in Verbindung zu kommen …

… und in dieser Szene, die gerade da ist, wo ist da der schlimmste Moment?

… und was ist der negativste Satz, den Sie innerlich da über sich sagen? (Zum Beispiel: ›Ich bin hilflos‹ oder ›Ich bin wertlos‹)

… und was würden Sie stattdessen lieber über sich sagen? (Zum Beispiel ›Ich kann mitbestimmen‹ oder ›Ich bin ein wertvoller Mensch‹)

… und wo im Körper fühlen Sie die Belastung besonders?

Dann lade ich Sie jetzt ein, den schlimmsten Moment, den negativsten Satz und die Körperempfindung zusammen hochzuladen: Sie stehen mit dem Rücken zur Küchenwand, mit der Überzeugung ›Ich bin hilflos‹ und es wird ganz eng in der Brust …

Sind Sie damit in Kontakt? Gut! Dann blenden Sie jetzt das Bild aus und konzentrieren Sie sich ganz auf den Gedanken ›Ich bin hilflos‹ und die Enge in der Brust … Und driften Sie zurück in die Vergangenheit …

Woher kennen Sie das? Diesen Satz, diese Enge? Schauen Sie mal, ob ein Bild auftaucht.«

Nachdem die Affektbrücke gebaut wurde, wird das alte Erleben zunächst gemeinsam ausreichend validiert und das damit verbundene Schutzverhalten gewürdigt. Besonders heilend ist es in dieser Situation, wenn Partner:innen liebevolles Verständnis für das Erlebte äußern. In weiterer Folge wird wieder die Brücke in die Gegenwart geschlagen: Wer kann was beitragen, damit das »alte Zeug« nicht in die aktuelle Beziehung reinstört? Was kann getan werden, damit der neue Glaubenssatz über den alten dominiert? Dabei ist es hilfreich, den Paaren die Information zur Verfügung zu stellen, dass die Reaktion, die damals Sinn gemacht hat, heute häufig nicht mehr passend und notwendig ist. Was kann dabei unterstützen, sich diese Tatsache im Anlassfall in Erinnerung zu rufen? Es gilt zu erarbeiten und sich bewusst zu machen: Welche Ressourcen sind heute da? Wie kann der bzw. die Partner:in dabei unterstützen, das biografische Muster hinter sich zu lassen?

Tipp 57
Unterstütze die Selbstfürsorge – arbeite mit den inneren Kindern

Bei der Genogrammarbeit zeigen sich oft verletzte kindliche Anteile, die negative Erlebnisse aus der Vergangenheit in die Gegenwart der Paarbeziehung hineintragen. Diese sichtbar und bewusst zu machen, ist einerseits schmerzhaft, aber andererseits hilfreich, um einen Umgang mit ihnen zu finden. Beide Teile des Paares erhalten dadurch die Gelegenheit, zu erkennen, dass sie durch ihr Verhalten diese inneren, verletzten Anteile des Gegenübers erneut aktivieren, aber nicht ihre Entstehung an sich ursächlich verantworten. Diese Erkenntnis wird oft als Entlastung erlebt, da die Verhaltensweisen der Partner:innen so leichter nicht als Angriff gegen die eigene Person aufgefasst werden, sondern als deren Reaktion, weil etwas im Hier und Jetzt an eine schwierige, verletzende Erfahrung aus der Vergangenheit erinnert. Dies führt in weiterer Folge zu mehr Mitgefühl und Verständnis. Gleichzeitig sind die Betroffenen dazu angeregt, sich mit den verletzten (Kind-)Anteilen auseinanderzusetzen und sich selbst liebevoll zu versorgen (→ Tipp 33).

Offenbart ein Teil des Paares einen solchen verletzten, kindlichen Anteil, kann es hilfreich sein, einen Wohlfühlort für das innere Kind zu erarbeiten.

Wir machen das so:

»Wenn Sie an Ihre Kindheit denken, was hätten Sie damals am meisten an Unterstützung gebraucht? Wie alt waren Sie da? Wenn Sie nun an sich im Alter von X denken, was fällt Ihnen da für ein sicherer Ort ein, der gut für dieses Kind gewesen wäre? Ein Ort, an dem es sich vollkommen wohl und sicher fühlt. Vielleicht möchten Sie kurz die Augen schließen oder einen Punkt im Raum fixieren, um die Aufmerksamkeit nach innen zu lenken? Was taucht da auf? Wissen Sie jetzt einen Ort oder taucht eine Situation auf, wo sich das Kind entspannt und vollkommen wohlfühlt? Das kann eine Fantasievorstellung sein oder ein Urlaubsort … Nehmen Sie sich ein bisschen Zeit, lassen Sie ein inneres Bild entstehen und spüren Sie nach, ob darin alles angenehm ist. Wenn Sie diesen Ort für Ihr inneres Kind gefunden haben, nicken Sie … und begeben Sie sich gemeinsam mit dem inneren Kind dorthin, wie auch immer … vielleicht per Flugzeug oder vielleicht bringt ein fliegendes Tier Sie dorthin wie »Fuchur«, der Drache aus Michael Endes »Die unendliche Geschichte« oder beamen Sie sich dorthin. Was auch immer kommt, das passt.

Erkunden Sie mit dem Kind diesen Ort … Was spüren Sie, welche Sinneserfahrungen machen Sie? Vielleicht sind es Farben oder Düfte, vielleicht auch ein Geschmack. Welche Geräusche können Sie wahrnehmen? Vielleicht auch Klänge oder Musik … oder eine bestimmte Jahreszeit oder eine angenehme Temperatur …

Spüren Sie, was Sie und Ihr inneres Kind brauchen, um sich richtig gut zu fühlen … Sie können sich alles so ausmalen, wie es für Sie angenehm ist. Genießen Sie den Zustand von Wohlbefinden und spüren Sie, wie sich dieses Wohlgefühl in Ihrem Körper ausbreitet … Spüren Sie, in welchen Bereichen Ihres Körpers es sich besonders gut anfühlt … Prüfen Sie, ob das Kind allein an diesem Patz bleiben möchte oder ob es jemanden zur Unterstützung und Betreuung braucht, wenn Sie Ihren Alltagsbeschäftigungen nachgehen … Lassen Sie dieses helfende Wesen kommen … sich vertraut machen mit dem Kind … und wenn es passt, verabschieden Sie sich von ihm mit der Zusage, dass Sie es wieder besuchen werden … Wenn es für Sie passt, dann kehren Sie langsam wieder in diesen Raum zurück, recken und strecken Sie sich … und sind wieder ganz da.«

Tipp 58
Installiere Beziehungssicherheit, trotze der Geiselhaft der Trennungsdrohung

In vielen paartherapeutischen Prozessen hängt die Trennung wie ein Damoklesschwert über der Zweierbeziehung und wird auch als Waffe im Konflikt benutzt. Meist spricht eine:r der beiden diese ultimative Lösung an bzw. aus. Sätze wie: »Das *muss* ich mir nicht antun!«, »Ich warne dich, *wenn* du …!«, werden in den Raum geworfen. Die paradoxe Folge: Anstatt sich wieder in die Spur zu begeben, um dem drohenden Crash auszuweichen, wird das Gegenüber erst recht zum Verkehrsrowdy. Wer der Straße nicht vertraut, kümmert sich auch nicht um Verkehrsregeln. Fazit: Ohne ein Minimum an Beziehungssicherheit sind alle Interventionen von Therapeut:innen erfolglos.

Auf den Punkt gebracht:

Versuche als Therapeut:in ein Minimum an Beziehungssicherheit zu installieren. Überzeuge beide Partner:innen von der Sinnhaftigkeit eines zumindest vorläufigen Ja zur Beziehung. Führe dafür die Wissenschaft als Kronzeugin ins Feld.

Wir machen das so:

»Ich erlebe hier bei Ihnen wenig Beziehungssicherheit, denn es wirkt so, als ob man sich nie sicher sein könnte, ob die Beziehung nicht morgen vorbei ist. In jedem Streit scheint das Ihr ultimatives Faustpfand zu sein. Dabei höre ich, dass Sie einander noch gernhaben. Jetzt sagt aber die Paarforschung nun einmal, dass es ein Mindestmaß an Beziehungssicherheit braucht, um sich auf gute Veränderungen einzulassen. Können wir hier vereinbaren, dass Trennung zumindest bis zur nächsten Sitzung kein Thema ist, dass Sie sich jedenfalls in den nächsten Wochen füreinander und für die Beziehung entscheiden? (Hier explizit zweimal ein »Ja« abholen.)

Gut, dann habe ich einen Vorschlag für Sie, wie Sie heftig streiten und trotzdem Sicherheit in die Beziehung vermitteln können. Probieren Sie beim nächsten Konflikt bitte folgende Formulierung:

›Auch wenn du XY tust und wenn ich deshalb mit XY reagiere, bleibe ich dir trotzdem in Liebe verbunden!‹ (Bzw. wenn das Wort Liebe noch zu hochschwellig ist ›... bleibe ich trotzdem da und in Beziehung mit dir.‹).«

Tipp 59
Markiere die Sackgasse, wenn scheinbar nichts mehr geht

Wir haben es alle schon einmal erlebt: Was auch immer du als Therapeut:in versucht hast, um die Problemtrance des Paares zu unterbrechen, nichts hat einen Unterschied erzeugt (→Tipp 43). Dem Paar ist es nicht möglich, ins Wohlwollen zu kommen und Verbindendes wahrzunehmen. Jedes positive Argument wird mit einem »Ja, aber …« entkräftet. Die Stimmung ist schlecht. Der therapeutische Prozess ist frustrierend und erschöpfend. Alle sind enttäuscht: das Paar voneinander und von der Therapie, die Therapeutin vom Paar und von ihrer mangelnden eigenen Wirksamkeit. In so einer Situation greifen wir bevorzugt auf eine Idee von Arnold Retzer zurück und stellen die Beziehung infrage (Retzer, 2011, S. 285 ff.).

Auf den Punkt gebracht:

Setze in einer solchen paartherapeutischen Sackgasse eine mutige strategische Intervention: Erkläre, dass diese Art des Umganges nicht der Definition einer Paarbeziehung entspricht und damit der Auftrag »Paartherapie« undurchführbar ist. Zeige dich betroffen, biete gleichzeitig eine niederschwellige Alternative an.

Wir machen das so:

»Wenn ich die letzten zwanzig Minuten und die letzten sechs Sitzungen Revue passieren lasse, dann verfestigt sich bei mir der Eindruck, dass es Ihnen nicht mehr gelingt, ins gegenseitige Wohlwollen zu kommen. Sie haben beide nur mehr das Negative und Schwierige im Blick. Ich höre viele Vorwürfe und Verletzungen, und das tut mir in der Seele weh. Das, was ich da sehe, ist vielleicht eine

Kampfbeziehung oder eine Art Wettstreit darum, wer Recht hat, aber keine Liebesbeziehung mehr. Darauf deutet leider gar nichts mehr hin. So gesehen kann ich Ihnen auch keine Paartherapie anbieten. *(Wahrscheinlich entsteht hier eine kurze verblüffte Pause. Das macht gar nichts, im Gegenteil.)* Ich kann Ihnen nur noch eine Trennungsbegleitung anbieten. *(Wieder kurze Pause, diesmal vonseiten der Therapeutin.)* Oder ein Neustart-Coaching.«

Je nachdem, wofür das Paar sich entscheidet, gehe zurück zu Tipp 14 (erneute Zielarbeit) oder weiter zu Tipp 70 (Trennungsbegleitung).

Tipp 60

Sorge durch Hausaufgaben für einen guten Transfer von der Sitzung in den Alltag

In den vorangegangenen Abschnitten haben wir dir als Therapeut:in Tipps gegeben, wie du *in* den Sitzungen arbeiten kannst. Die eigentliche Veränderung findet jedoch gar nicht im Therapieraum statt, sondern *zwischen* den Sitzungen bzw. *nach* der Therapie. Im Therapieraum bieten wir nur einen ersten Rahmen für das Erkennen, Verstehen, Abwägen, Ausprobieren, Beibehalten, Entwerfen und Verändern. Gelebt wird die Veränderung vom Paar in seinem Alltag – und zwar ganz ohne Therapeut:innen. Damit der Transfer von der Sitzung in den Alltag bestmöglich gelingt, bieten wir mit Hausaufgaben aktiv Unterstützung an.

Natürlich ist dieser Hausaufgaben-Begriff augenzwinkernd zu verstehen, schließlich gibt es keinerlei Konsequenzen, wenn eine Aufgabe nicht oder nicht ausreichend erfüllt oder erledigt wurde. Gleichzeitig definiert der Begriff der »Aufgabe« aber eine gewisse Verbindlichkeit, die uns im therapeutischen Prozess hilft. In diesem Spannungsfeld – verbindliche Aufgabenstellung, unverbindliche Erfüllung der Aufgabe – arbeiten wir. Wir nehmen die Aufgaben zwar sehr ernst, bleiben aber ganz gelassen, sollte sie »vergessen« worden sein. Je nach Geschmack können diese Hausaufgaben auch anders genannt werden: Verschreibung, Einladung zum Experimentieren, Probehandeln etc. Die Aufgabenstellungen selbst sind dabei fast zweitrangig, primär geht es darum, das Gelernte zu ankern, neue Erfahrungen zu provozieren, neue Sichtweisen zu bahnen, für bestimmte Themen den Boden zu bereiten – kurz: den Transfer von der Reflexion in die gelebte Tat zu ermöglichen. Einige Beispiele für Hausaufgaben findest du über das gesamte Buch verstreut (etwa bei den Tipps 32, 37, 90). Egal für welche Aufgabenstellung du dich entscheidest, deine Verantwortung liegt nur darin, das Paar entsprechend zu instruieren. Die Verantwortung des Paares besteht darin, die Aufgabe durchzuführen – oder auch nicht.

Dass Hausaufgaben nicht gemacht werden, ist in der Paartherapie genauso üblich wie in der Schule. Aus unserer Erfahrung heraus gibt es immer sehr gute Gründe, warum ein Paar (oder ein Teil eines Paares) eine Hausaufgabe nicht durchführt. Wir bleiben in solchen Fällen, wie gesagt, gelassen: Hausaufgaben sind unsererseits Vorschläge, keine Vorschriften. Statt dem Paar Konsequenzen anzudrohen, zeigen wir uns daher lieber neugierig: Woran könnte es gelegen haben, dass diese Aufgabe nicht durchgeführt wurde? War die Aufgabenstellung missverständlich? War der Fokus woanders? Gab es gute Gründe für eine Art Widerstand? War der Zeitpunkt für die Aufgabe ungünstig? Etc.

Auf den Punkt gebracht:

Gib Hausaufgaben jeweils nur bis zur nächsten Sitzung auf. Erkundige dich zu Beginn der nächsten Sitzung, ganz egal welche Aufgabe du mitgegeben hast, ausnahmslos und immer nach den Erfahrungen, die das Paar mit der Aufgabe gemacht hat: »Nun hatte ich Ihnen ja eine kleine Beobachtungsaufgabe mitgegeben, können Sie sich noch erinnern?« »Ich bin neugierig, hatten Sie den Eindruck, Ihr Partner hat die kleine Verschreibung vom letzten Mal erfüllt?« Etc.

Tipp 61

Nutze die simple Kraft von Beobachtungsaufgaben

Aus systemischer Sicht kann Beobachtung ohne Perspektivenwechsel nicht stattfinden. Ob das Licht eine Welle oder ein Teilchen ist, entscheidet immer nur der Standpunkt der beobachtenden Person. Insofern ist die *absichtliche* Beobachtung eines Geschehens, an dem man selbst beteiligt ist, bereits der erste Schritt zur Veränderung des Geschehens selbst.

Darüber hinaus können Beobachtungsaufgaben auch für andere kreative Zwecke genutzt werden, wie etwa

- zum Erzeugen positiver Ausnahmen
  - »Beobachten Sie, was sich an Ihrer Paarbeziehung *nicht* ändern soll.«
  - »Wenn alles mies wäre, wären Sie doch längst getrennt. Beobachten Sie doch bitte, was gut bei Ihnen läuft.«
- zum Erzeugen bestimmter Blickwinkel
  - »Beobachten Sie doch mal still und heimlich, ob wirklich jeder Schritt Ihres Partners vorhersehbar ist oder ob es nicht doch noch die eine oder andere Überraschung gibt.«
- zum Erzeugen von Unterschieden
  - »Wir haben ja heute über Ihre Beziehungszufriedenheit auf einer Skala von 0 bis 10 gesprochen. Nun bin ich doch sehr neugierig auf die Schwankungsbreite. Ist der Wert immer gleich oder zeigen sich doch deutliche Abweichungen nach unten oder gar nach oben? Bitte beobachten Sie das bis zur nächsten Stunde ganz genau, und zwar täglich, am besten Sie notieren Ihre Werte, eventuell mit kleinen Notizen über wichtige Umstände.«

- zur positiven Musterverstörung
  - »Beobachten Sie bitte ganz genau, an welchem Wochentag Ihr Partner sich dazu entscheiden wird, eine romantische Geste zu setzen.«

Auf den Punkt gebracht:

Beobachtung ist also nur ein anderes Wort für eine Fokusveränderung. Wir laden Paare dazu ein, zu beobachten, was von dem, was in ihrem Leben bislang nur vereinzelt passiert ist, häufiger geschehen soll. Wir laden ein, zu beobachten, was an einer Situation anders ist, wenn ein Problem nicht auftritt. Wir laden ein, zu beobachten, was passiert, sollte einem Impuls, sich auf eine bestimmte Art zu verhalten, nicht gefolgt werden, und so fort.

Die einfachste Aufgabenstellung für eine Beobachtungsaufgabe ist diese: Paare sollen das in der jeweiligen Stunde Erarbeitete in ihrem Alltag beobachten und die Beobachtungen in die nächste Stunde mitbringen.

Wir machen das so:

»Nun haben wir heute viel über Ihr ganz persönliches Konfliktmuster gelernt. Aber ob es sich da draußen, quasi in der freien Wildbahn, genauso zeigt wie hier auf dem Flipchart, das würde mich schon sehr interessieren. Ich lade Sie daher ein, bis zum nächsten Mal genau zu beobachten, ob das Muster in Ihrem Alltag überhaupt in Erscheinung tritt. Gehen Sie beim Beobachten ruhig vor wie die Vogelkundler: Stören Sie das Muster am besten nicht! Beobachten Sie es nur, notieren Sie eventuell Ihre Beobachtungen und verhalten Sie sich ansonsten unauffällig. Und ganz wichtig: Tauschen Sie sich bitte keinesfalls über Ihre Beobachtungen aus. Wir werden uns über sie das nächste Mal unterhalten.«

Tipp 62

Verschreibe lösungs- und verhaltensbezogene Hausaufgaben

Diese Sorte von Hausaufgaben enthält eine spannende Paradoxie: Einerseits lieben Paare Verschreibungen, da sie diese Art von Rezept für hochwirksam halten (»Sagen Sie uns, wie wir uns verhalten sollen!«). Und andererseits werden genau diese Verschreibungen am seltensten befolgt. Das soll uns aber nicht davon abhalten, immer wieder Verschreibungen mitzugeben, denn oft ist die Erkundung der Gründe, warum es nicht so einfach oder sogar unmöglich war, die Verschreibung umzusetzen, besonders erhellend. Und wenn verhaltensbezogene Aufgaben doch ausgeführt werden, haben sie eine enorme Kraft, weil sie die Evidenz für Veränderungsbereitschaft und damit für Veränderung selbst liefern.

Auf den Punkt gebracht:

Du kannst alles verschreiben, was du für wirksam hältst. Hier einige Beispiele für unseren paartherapeutischen Kontext:

- »Machen Sie mehr von dem, was gut funktioniert, zum Beispiel gemeinsames Kochen.«
- »Machen Sie das Leichteste von dem, was anders wäre, wenn das Problem bereits gelöst ist.«
- »Werfen Sie im Streitfall eine Münze. Zeigt die Münze den Kopf, streiten Sie weiter wie immer, liegt die Zahl oben, machen Sie etwas anderes.«
- »Streiten Sie wie bisher, die einzige neue Regel lautet: nur unter der laufenden Dusche!«
- »Erinnern Sie sich bei einem Fotoalbum-Date an Ihre gemeinsame Anfangszeit.« (Vgl. Tipp 74)

- »Finden Sie ein gemeinsames Ritual, um der Trauer um das Verlorene einen guten Platz zu geben.«
- Am allerwirksamsten sind übrigens Verschränkungen von Verhaltens- und Beobachtungsaufgaben wie im Folgenden beschrieben.

Wir machen das so:

»Ich denke, ich habe eine gute Idee davon bekommen, worunter Sie beide leiden und welche Art von Veränderung Sie sich wünschen. Jetzt ist es leider so, dass auf Veränderung zu hoffen, ohne selbst etwas dafür zu tun, so ähnlich erfolgreich ist, wie am Bahnhof auf ein Schiff zu warten. Wären Sie beide denn bereit, auch aktiv etwas zur Veränderung beizutragen? Gut! Dann bitte ich Sie jeweils bis zum nächsten Mal um ein kleines Experiment. Bereit? Suchen Sie sich jeweils einen Moment aus, in dem Sie Ihren Partner bzw. Ihre Partnerin positiv im Sinne der Lösung überraschen werden. Sagen Sie bitte nicht wann, wie oder wo das stattfinden wird: nicht ankündigen, nicht markieren und nicht nachbesprechen, sondern tun Sie es einfach, als ob es ganz normal wäre. Und die Aufgabe Ihres Partners bzw. Ihrer Partnerin ist es natürlich, herauszufinden, wann das passiert. Aber ebenfalls nicht kommentieren, bitte. Also jeder überrascht und beobachtet gleichzeitig, lässt sich aber nichts anmerken. Und in der nächsten Sitzung bin ich gespannt auf Ihre Erfahrungen!«

Tipp 63

Verführe Paare zu einem »So tun als ob« (hypnosystemische Aufgaben)

Wenn Paare zu uns in die Therapie kommen, sind sie meist in einer Art Problemtrance gefangen (Schmidt, 2010). Diese selbst induzierte »Co-Hypnose des Unglücks« ist hochwirksam: Je tiefer eine:r der Partner:innen in die Trance geht, desto mehr lädt er oder sie die andere Person dazu ein, mitzugehen. Wie in jeder echten Trance handelt es sich bei der Problemtrance um eine bestimmte Form der Aufmerksamkeitsfokussierung, in der ausgewählte Aspekte der Realität (äußere Bühne) einfach ausgeblendet werden, damit andere Aspekte (vor allem jene auf der inneren Bühne) umso deutlicher hervortreten können. Hypnosystemische Hausaufgaben arbeiten genau mit dieser Aufmerksamkeitsfokussierung, allerdings in die andere Richtung: Mit ihnen versuchen wir eine Art Lösungstrance herbeizuführen. Einen ähnlichen Mechanismus nutzen wir übrigens auch in der Teilearbeit (→Tipps 50–52).

Wir machen das so:

- »Fake it, 'till you make it!«
  Die meisten Paare werden zu Beginn einer Paartherapie kaum einen guten Ratschlag in die Tat umsetzen. (Das ist übrigens auch einer der Gründe, warum Ratgeberliteratur fast nie funktioniert.) Die Problemtrance ist noch zu stark, um plötzlich freundlicher, aufmerksamer, liebevoller oder wertschätzender zu handeln. Wir laden Paare daher dazu ein, so zu tun als ob: »Natürlich wird es Ihnen nicht gelingen, ab sofort wirklich wohlwollender miteinander zu sein. Wahrscheinlich ist das sogar ausgeschlossen, das wäre ja ein Wunder. Gleichzeitig wäre das Trau-

rigste, was passieren könnte, dass das Wunder tatsächlich passiert und keiner bemerkt es, nicht wahr? Deshalb wäre es günstig, herauszufinden, ob ›mehr Wohlwollen‹ wirklich etwas ändern würde. Ich lade Sie deshalb dazu ein, bis zur nächsten Sitzung so zu tun, als ob das Wohlwollen wieder in Ihr Leben zurückgekehrt wäre. Hier gilt ein beherztes ›Fake it, 'till you make it!‹ Und schauen Sie mal, ob das einen Unterschied macht.«

- Problem-Lösungs-Yoga[1]
  An jeder guten (Problem-)Trance ist immer auch der Körper beteiligt. Bestimmte Körperhaltungen assoziieren wir mit bestimmten Gefühlszuständen. Versuchen Sie doch mal, eine stark geknickte Körperhaltung einzunehmen und dabei überzeugend »Hurra!« zu schreien. Sie werden bemerken, dass das nicht funktioniert. Der Körper vertieft also eine Trance, kann aber auch dabei helfen, sehr schnell aus einer Trance auszusteigen. Dafür leiten wir Paare in einer Sitzung dazu an, uns ihre Körperhaltungen für »das Problem« und für »die Lösung« zu zeigen. Anschließend laden wir sie dann ein, dieses Problem-Lösungs-Yoga bis zur nächsten Sitzung auszuprobieren: »Und hier kommt Ihre Hausaufgabe: Machen Sie ein wenig Problem-Lösungs-Yoga! Ob allein oder miteinander, ist dabei ganz egal. Es funktioniert ganz einfach: Jedes Mal, wenn Sie wieder ganz intensiv mit dem Problemzustand verbunden sind, verändern Sie Ihren Körper in Richtung Lösung – und anschließend wieder zurück in die Problempose und retour in die Lösungshaltung. Probieren Sie es einfach mal aus, und berichten Sie in der nächsten Sitzung, ob sich Ihre Haltung auch auf Ihr Verhalten ausgewirkt hat.«

1 Oder – wie bei Gunther Schmidt – »Problem-Lösungs-Gymnastik« (mündliche Anmerkung von G. Schmidt im Rahmen des Symposiums »Würde und Mitgefühl«, 29.9.–1.10.2017, Heidelberg).

Tipp 64
Hilf Paaren dabei, ihre Selbsterzählung zu verändern (narrative Aufgaben)

Was wir erleben, lässt sich selten zu einhundert Prozent beeinflussen, zu viele unberechenbare Außenfaktoren sind daran beteiligt, zum Beispiel unsere Partner:innen. Aber *wie* wir etwas erleben, ist wenig von außen gesteuert und hängt stark von unserer inneren Einstellung ab. Und diese wiederum ist eng an unsere Selbsterzählung geknüpft, oder anders ausgedrückt: Die Art und Weise, wie wir uns unsere Vergangenheit erzählen, beeinflusst auch, wie wir unsere Zukunft erleben. Wer sich sein Leben als eine Art Heldenreise erzählt, wird mit einem platten Reifen auf der menschenleeren verregneten Landstraße ganz anders umgehen, als eine Person, die sich als ewiges Opfer des Schicksals beschreibt. Das gilt für Einzelne, aber auch für Paare und natürlich auch für Familien, Teams, Konzerne, Nationen etc., denn wir alle haben als Individuen und Gruppen (wie groß diese auch sein mögen) ein Narrativ, wer wir sind und warum wir so sind, wie wir sind. Dieses Narrativ bestimmt wesentlich mit, wie wir zur Welt stehen und ihr begegnen. Das wirkt sich auch auf unsere Beziehungen aus.

Auf den Punkt gebracht:

Die Geschichte, die ein Paar von sich erzählt, kann entscheidend Einfluss nehmen auf die Art, wie es mit der Zukunft umgeht (→Tipp 47). Eine der ersten Interventionen ist deshalb immer die Frage nach dem Kennenlernen (→Tipp 15). Wie fällt die Antwort aus? Ist es eine kraftvolle, fast schicksalshafte Erzählung? (»Es musste einfach so kommen!«, »Wir waren offenbar füreinander bestimmt!«) Dann wäre eine logische Hausaufgabe, das Paar zu bitten, seine Geschichte in die Zukunft zu erzählen: »Offenbar sind Sie trotz aller Konflikte für einander bestimmt gewesen. Was könnte denn das Wesen dieser Bestimmung in den nächsten Jahren sein? Haben Sie Lust, bis zur nächsten Sitzung miteinander darüber nachzudenken?« Deiner Fantasie, wie ein Paar dazu eingeladen werden kann, seine Selbsterzählung zu verändern, sind keine Grenzen gesetzt.

Wir machen das so:

- *Kapitel unserer Liebe*
  Manchmal bitten wir Paare, ihre Beziehung wie einen Roman zu betrachten. Dafür stellen wir einige anreichernde Fragen, wie: Ist es ein Liebes- oder ein Abenteuerroman? Wer sind die wichtigen Figuren neben den beiden Protagonisten? Zu wie viel Prozent ist das Buch schon geschrieben? Was will noch erzählt werden? Etc. Anschließend geben wir den beiden die Hausaufgabe mit, bis zur nächsten Sitzung die Kapitelstruktur gemeinsam zu entwerfen, einen Buchtitel und eventuell ein Covermotiv zu finden.
- *Der Familien-Leitspruch*
  Glaubenssätze wirken oft wie eine unsichtbare Folie für die Erzählung eines Paares. Sich von den Glaubenssätzen der Herkunftsfamilien zu befreien und neue gemeinsame Leitsprüche zu definieren, kann manchmal die Erzählung dramatisch zum Besseren verändern. Um das zu erreichen, stellen wir Impulsfragen und laden das Paar ein, diese bis zur nächsten Sitzung zu beantworten: »Wenn es so etwas wie ein Familienwappen mit einem Leitspruch in Ihrer jeweiligen Herkunftsfamilie gäbe, wie würde dieser lauten?
  Was müssten Sie für einen Leitspruch in Ihrer aktuellen Beziehung (Familie) installieren, um die jeweilige Herkunftsfamilie für immer zu vergraulen?
  Und mit welchem neuen, gemeinsamen Leitspruch würden Sie Ihre Beziehung gern krönen? Fällt Ihnen dazu vielleicht sogar eine Art Wappen ein?«
- *Sich das Happy End ausmalen*
  Natürlich kommen die meisten Paare zu uns in der Hoffnung, wieder zurück in die Liebe zu finden. Aber wie genau stellen sie sich eigentlich ihr persönliches Happy End vor? Wir fragen nach:

»Bitte malen Sie sich bis zur nächsten Sitzung Ihr Happy End (oder Happy Beginning?) wortreich in den buntesten Farben miteinander aus. Wann, wo, wie, mit welchen Requisiten, bei welchem Wetter, zu welcher Jahreszeit findet es statt? Ihrer Fantasie sind dabei keine Grenzen gesetzt.«

- *Gemeinsames Briefeschreiben*
  Auch in Briefen oder persönlichen E-Mails erzählen wir etwas von uns. Deshalb laden wir Paare manchmal dazu ein, einen gemeinsamen Brief zu schreiben,
  - als glückliches Paar aus der Zukunft an den oder die Therapeut:in (Wie ist es uns als Paar gelungen, dorthin zu kommen?),
  - an die Liebe (Schade, dass du nicht mehr bei uns bist! Wie schön es doch mit dir war! Komm uns doch wieder besuchen! Oder besser: Zieh doch wieder bei uns ein!),
  - an die Außenbeziehung als Abschiedsbrief (→Tipp 68).

Tipp 65
Lass dich nie in Geiselhaft einer Affäre nehmen

Sehr häufig kommen Paare wegen einer vergangenen oder laufenden Affäre einer der beiden Partner:innen zu uns in die Therapie. Im Gegensatz zu einer polyamoren Vereinbarung (→Tipp 96) geschieht der außerpartnerschaftliche Sex (oder die außerpartnerschaftliche Romantik) in der Regel ohne das Wissen und ohne die Einwilligung des oder der anderen. Da aber Treue und Exklusivität (sexuelle oder romantische) in der Liebesbeziehung vorausgesetzt wurden, wird so ein Verhalten von der hintergangenen Partei als Betrug erlebt.

Auf den Punkt gebracht:

Meist geht das Thema »Betrug« in der Paartherapie mit sehr viel Dramatik einher. Die wichtigste Regel für uns Therapeut:innen lautet daher: Gelassenheit! Lass dich zu keinem Zeitpunkt in Geiselhaft der Entrüstung, der Enttäuschung, des Entsetzens usw. nehmen. Nimm große Gefühle der Beteiligten in Kauf, aber lass dich nicht von ihnen anstecken. Und widerstehe jedem zeitlichen Druck, der vom Paar in der Therapie aufgebaut wird.

Tipp 66

Rechne im Zuge von Affären und Betrug mit besonderen Erwartungen

Je ruhiger du im Prozess bleibst, desto klarer kannst du erkennen, welche Funktion der Paartherapie im Zusammenhang mit einer Affäre zugeschrieben wird. Mit folgenden Erwartungen an die Therapie ist zu rechnen (Retzer, 2011):

- *Paartherapie soll das Chaos der akuten Krise auffangen.*
  Die Affäre ist gerade erst aufgeflogen und eine Person (meist die »Täter«-Person[2]) telefoniert sich hektisch durch alle Paartherapeut:innen der Umgebung: Ein Termin muss her und zwar am besten gestern. Das Paar will sofort wissen, wie bzw. ob es mit seiner Liebesbeziehung jetzt weiter gehen soll. »Notfallpaartherapie« ist gefragt.
  Für Therapeut:innen gelten dann diese Dos and Don'ts:
  Dos: Du musst als Profi das Chaos und den Schmerz des Paares aushalten, dessen krisenhaftes Erleben als normal einordnen, nachfragen, was für wen bzw. was für beide das Beste in dieser schwierigen Phase ist und kleine Vereinbarungen treffen.

---

2 Mit »Täter«-Person umschreiben wir die Position in einer Partnerschaft, die gegen das in sie von ihrer Partnerin bzw. ihrem Partner gesetzte Vertrauen verstoßen hat (»Opfer«). Beide Positionen verstehen wir als geschlechtsunabhängig. Durch die Schreibweise in Anführungszeichen möchten wir signalisieren, dass diese Positionen nur in einer sehr stark vereinfachten Lesart, wie sie aber sehr häufig von den Paaren an uns herangetragen wird, so zugespitzt dargestellt werden können.

Don'ts: Es sollte von dir vermieden werden, einen vorschnellen Auftrag einzuholen und zu schnell Versöhnungen oder Trennungen anzubieten.

- *Paartherapie soll der Erreichung unterschiedlicher individueller Ziele der Partner:innen dienen.*
  Die Affäre besteht schon etwas länger oder ist vielleicht sogar bereits vorbei. Die Partner:innen hatten Zeit, sich für die aktuelle Beziehungssituation unterschiedliche Strategien zu überlegen. Als Therapeut:in soll man für die Zwecke der Partner:innen eingespannt werden, indem man z. B. die Erlaubnis zum erneuten Fremdgehen erteilt oder eine Trennung befürwortet, damit der oder die aus der exklusiven Beziehung Ausbrechende nicht die Verantwortung dafür übernehmen muss. Mitunter sollen wir auch der betrügenden Person ins Gewissen reden oder dieser helfen, den oder die Partner:in zurückzugewinnen oder für sie um Gnade beim »Opfer« bitten ...
  Für Therapeut:innen gelten dann diese Dos and Don'ts:
  Dos: Negiere als strategische Intervention die Paarbeziehung als solche (»Aus meiner Sicht seid ihr gar kein Paar mehr, ich kann daher keine Paartherapie anbieten, nur Trennungsbegleitung oder Neustartcoaching.«, →Tipp 59).
  Don'ts: Lass dich nicht für (verdeckte) Ziele einspannen, untersage Selbstdemütigung und »Beichtentlastung«. Pass auf, dass du dich nicht zwischen unterschiedlichen Zielen (Trennen oder Bleiben) zerreiben lässt.
- *Paartherapie soll dem Paar nach der Affäre zu einem Neuanfang verhelfen.*
  Nach einer dermaßen großen Enttäuschung und Verletzung wünschen sich beide oft eine Art Wunderheilung für die Beziehung. Paartherapie soll helfen, aus dem alten Schmerz einen Neubeginn zu zaubern. Oft geht es dabei um die (Wieder-)Herstellung von Gerechtigkeit und gleichzeitig um die Sanierung der »alten« Beziehung.
  Für Therapeut:innen gelten dann diese Dos and Don'ts:
  Dos: Fokussiere den Umgang mit dem Geschehenden: »Was machen wir mit der Affäre?« Erarbeite mit dem Paar, dass es keinen Tausch bzw. Ausgleich für den Betrug geben kann, denn Liebes-

beziehungen funktionieren nicht nach der Logik des Tausches, sondern nach der Logik der Gabe. Biete statt Vergeben das Entschuldigen an (→Tipps 67 und 68).
Don'ts: Suche nicht nach der geheimen Botschaft hinter der Affäre, frage also nicht: »Was hat die Affäre ermöglicht?« In der Paartherapie sollten keine Ausgleichskosten errechnet oder Gerechtigkeit angepeilt werden. Schulddiskurse haben hier keinen Platz, der therapeutische Raum ist kein Gerichtssaal.

Tipp 67
Anerkenne das Unverzeihliche (und biete trotzdem eine Alternative an)

Egal ob eine Affäre, ein Loyalitätsbruch, ein Verrat oder eine große Demütigung vorliegt – manche Verletzungen scheinen in einer Partnerschaft so groß, dass es mit einer einfachen Entschuldigung bei Weitem nicht getan ist. So sehr die »Täter«-Person sich auch bemüht, indem sie erklärt, um Verzeihung fleht oder Reue zeigt, das Geschehene scheint für das Gegenüber unverzeihlich. Die Untat hindert beide daran, miteinander wieder eine vertrauensvolle Beziehung aufzunehmen: das »Opfer«, weil es jede noch so wohlwollende Handlung des oder der »Täter:in« mit Misstrauen quittiert (»Wer weiß, was das zu bedeuten hat!«), und die »Täter«-Person, weil sie sich nie sicher sein kann, bei welcher Gelegenheit ihre Verfehlung als Argument für oder gegen etwas wieder aus dem Hut gezogen wird (»Was hat denn das jetzt wieder damit zu tun?«).

Auf den Punkt gebracht:

Versuche bei einer solchen Dynamik nicht, dem Paar die bessere Versöhnungsstrategie anzubieten. Das wird nicht funktionieren. Erkunde stattdessen gemeinsam mit dem Paar, wie es sich auswirken wird, sollte sich an dieser Dynamik nichts ändern. Wenn beide erkennen, dass sie in dieser Dynamik feststecken und die Beziehung so eher schlechter als besser wird, dann würdige das Unverzeihliche: Anerkenne, dass beide viel probiert haben, um den Vertrauensbruch hinter sich zu lassen, letztlich aber immer wieder am Ausgangspunkt der Vorwurfsspirale landen. Wiederhole anschließend den Preis, den die Unverzeihlichkeit für die Beziehung hat. Biete dem Paar erst danach eine Alternative an. Mache dabei klar, dass auch diese neue Option einen Preis hat (Retzer, 2014).

Wir machen das so:

»Angenommen, das bleibt so: Sie können Ihrem Partner einfach nicht mehr vertrauen und Sie wiederum haben das Gefühl, bis ans Ende Ihrer Tage bestraft zu werden, wie geht es denn weiter mit Ihnen? (...)

Ich fühle mit Ihnen mit: Das, was passiert ist, scheint einfach unverzeihlich zu sein, nicht wahr? Obwohl Sie so viel versucht haben! Und gleichzeitig steht diese Unverzeihlichkeit Ihnen beiden so im Weg, dass Sie nicht wieder zueinander finden können. Meiner Erfahrung nach wird das auch so bleiben. Wenn etwas als unverzeihlich erlebt wird, kann es nicht verziehen werden. Punkt. (Pause.) Die einzige Alternative, die ich sehe, ist Vergeben. Ich will Ihnen gern den Unterschied zwischen Verzeihen und Vergeben erläutern.

Verzeihen ist ein Akt unter vier Augen – ich verzeihe dir. Es braucht dafür also zwei Personen. Vergeben hingegen ist ein autonomer Akt unter zwei Augen: Vergebung kann nur von der Person, die vergibt, entschieden und gesteuert werden. Vergeben hat etwas mit Aufgeben zu tun. Es wird dabei etwas auf- oder abgegeben, was man nicht mehr braucht oder nicht mehr will. Oder anders ausgedrückt: Vergeben ist das Aufgeben von gesammelten Ansprüchen gegen jemand anderen. Vergeben ist dabei freiwilliger Verzicht, kein erzwungener Verlust, und es ist das Gegenteil von Behalten und Festhalten. Aber beides hat einen Preis und sollte also wohlüberlegt sein. Wenn Sie das interessant finden, erkläre ich Ihnen gern, wie es funktioniert.«

Tipp 68

Leite den Prozess des Vergebens an und gib die Verantwortung an das Paar

Der Zauber am Konzept des Vergebens (Retzer, 2014) liegt darin, dass sich die Rollen umkehren: Die Person, der Unrecht getan wurde, ermächtigt sich des Handelns statt darauf zu warten, dass der oder die Täter:in »das Richtige« tut. Sich aus der passiven, ohnmächtigen Position zu lösen, ist ungemein befreiend, weil der oder die ursprüngliche Täter:in keine Macht über den Prozess hat. Die Positionen im asymmetrischen Machtverhältnis von aktiv und passiv sind auf einmal neu verteilt: Das bisherige »Opfer« agiert selbstbestimmt und erlebt sich darin wieder als ebenbürtig mit der »Täter«-Person.

Auf den Punkt gebracht:

Sinnvoll ist es, dieses Konzept nur in solchen Fällen konkret anzubieten, in denen beide Partner:innen glaubwürdig Offenheit für diese »interessante Alternative« zeigen, das hat uns unsere Erfahrung gelehrt. Ist das der Fall, dann nimm dir genug Zeit, den Prozess zu erklären. Das kann durchaus eine gute Weile dauern, wichtig ist, hierbei bewusst langsam und ausführlich vorzugehen. Beim Anleiten greifen wir gern auf eine »Choreografie« von Arnold Retzer zurück (2014), die aus den folgenden Schritten für die Therapeut:innen besteht:

1. Wiederhole zunächst die Idee des Vergebens und schildere den kompletten Prozess:
   - Erst einmal wird der Vertrauensbruch in allen Einzelheiten noch einmal vom »Opfer« aufgelistet. Schließlich muss man ja wissen, was genau man vergeben möchte.

- Alle Vor- und Nachteile des Vergebens werden im Therapieraum abgewogen.
- Die Entscheidung für oder gegen die Vergebung wird von der betrogenen Partei getroffen.
- Eine neue Phase in der Paarbeziehung kann beginnen.

2. Gib eine konkrete »Arbeitsanleitung«:
   Das »Opfer« wird eingeladen, allein über mehrere Wochen eine Aufstellung anzufertigen mit allem, was der oder die Partner:in ihm schuldig geblieben ist bzw. woran er oder sie sich schuldig gemacht hat und welche Rechnungen noch offen sind. Oder anders formuliert: ein Schuldschein ist anzufertigen. Mithilfe eines kleinen Notizbuches darf alles, aber auch wirklich alles aufgeschrieben werden, was dem »Opfer« dazu einfällt, auch die kleinste Kleinigkeit. Mindestens einmal am Tag wird überprüft, korrigiert, ergänzt. Erst wenn nichts Neues mehr hinzukommt, gilt es, den Schuldschein ins Reine zu schreiben, ihn in ein Kuvert zu geben und zu versiegeln. Der Umschlag ist dann in die darauffolgende Paarsitzung mitzubringen. Während der gesamten Zeit, in der die Aufstellung »der Schuld« erfolgt, sollte das Paar nicht darüber sprechen. Wir ermahnen die beiden streng, nicht vom vorgegebenen Ablauf abzuweichen: »Achtung! Wahrscheinlich drängt sich recht bald die Idee auf, diesen Schuldschein zu verbrennen und – Schwamm drüber – der ganzen Sache ein Ende zu machen. Tun Sie es nicht! Das wäre voreilig gedacht. Widerstehen Sie diesem Impuls und bringen Sie das versiegelte Kuvert in die nächste Sitzung mit, um wirklich alle Konsequenzen gebührend abzuwägen!«
3. Spitze den Prozess in der Paarsitzung zu:
   In derjenigen Sitzung, in der das Schuldregister mitgebracht wird, lädst du das »Opfer« ein, der Schwere der Vorwürfe anhand des Kuverts noch einmal nachzuspüren. Ebenso werden alle möglichen Konsequenzen des Vergebens und des Nicht-Vergebens noch einmal gegeneinander abgewogen: Behalten bedeutet, gegen die andere Person für immer ein Pfand in der Hand zu haben, quasi ewig einlösbare Ansprüche, in dem man jederzeit auf das erlittene Unrecht zurückkommen kann. Ein Nachteil dabei ist, dass an etwas festzuhalten Energie bindet. Zu Vergeben bedeutet,

diese Ansprüche aufzugeben, dafür aber die Hände für etwas anderes frei zu haben. Überlegt gemeinsam, wie sich das Vergeben für das »Opfer« rechnet: Wo wird es »ent-lastet«? Erst danach kann vom »Opfer« die Entscheidung getroffen werden, ob der Schuldschein behalten oder vergeben wird. Falls die Person noch nicht vergeben kann, gilt für die Paartherapie »Zurück zum Start«, der Auftrag für die Paartherapie muss neu geklärt werden (→Tipp 13). Ist das »Opfer« hingegen bereit, zu vergeben, kann mit ihm ein entsprechendes Ritual verhandelt werden: Soll der Akt des Vergebens durch eine rituelle Verbrennung des Schuldscheins besiegelt werden? Durch etwas anderes? Wann und wie genau soll das Ritual stattfinden? Soll es bezeugt werden? Etc. Diese Fragen werden übrigens im Beisein, aber ohne Zutun des Partners bzw. der Partnerin besprochen.

4. Verhandle Paartherapie danach neu:
   In den Sitzungen danach kann sich das Paar überlegen, wie der Neuanfang seiner Beziehung gestaltet werden soll. Eine besonders charmante und gleichzeitig kraftvolle Idee ist es übrigens, dem oder der Affärenpartner:in einen gemeinsamen Brief zu schreiben und abzuschicken, in dem das Paar höflich, aber deutlich auf weitere (sexuelle) Kontakte verzichtet (Retzer, 2014).

Tipp 69
Deeskaliere effektiv, wenn Konflikte entgleiten

Auch die erfahrensten Paartherapeut:innen sind nicht davor gefeit, dass ihnen Konflikte im professionellen Kontext entgleiten. Manchmal kommen Paare in Sekundenschnelle in Kontakt mit sehr destruktiven Anteilen. Dann beginnt eine höchst unangenehme Eskalationsspirale: Es wird laut und vorwurfsvoll, abwertende Vokabeln werden benutzt, verbale Verletzungen werden absichtlich platziert, etc. Falls alles, was die Therapeutin an Unterbrechungstools bis hierhin versucht hat (→ Tipp 43), keinen Unterschied erzeugt hat, und die beiden weiterhin heftig streiten, muss an diesem Punkt schnell und entschlossen interveniert werde, sonst ist ein Therapieabbruch fast vorprogrammiert – denn das Paar erlebt dort nur eine deutliche Verschlechterung bzw. ein frustrierendes Mehr vom Selben.

Auf den Punkt gebracht:

Bei eskalierender Kommunikation muss von uns Therapeut:innen schnell, deutlich und klar kommuniziert werden, entweder nonverbal oder verbal. Eine höchst verstörende nonverbale Reaktion ist es, den Raum (eventuell sogar kommentarlos) zu verlassen und erst einige Minuten später wieder hereinzukommen. Verbale Unterbrechungsideen findest du im übernächsten Absatz.

In die Kategorie Eskalation fällt übrigens auch der Abbruch der Kommunikation, indem eine der Personen hochemotional den Raum verlässt und damit droht, die Stunde abzubrechen. In diesem Fall ist zunächst rasch abzuklären, was das mit der verbleibenden Person macht. Zeigt diese sich unbeeindruckt, wird darauf hingewiesen, dass Paartherapie ohne Paar keinen Sinn ergibt und die Stunde an dieser Stelle deshalb abgebrochen wird. Zeigt sich der bzw. die verbleibende Partner:in geschockt, ist Krisenintervention gefragt, um danach wiederum darauf hinzuweisen, dass die Paartherapie hier vorläufig endet. Verhandlungen über eine Wiederaufnahme sind allerdings nicht ausgeschlossen.

Wir machen das so:

- »Lassen Sie sich nicht stören, ich hole mir inzwischen einen Kaffee. Als Therapeutin habe ich ohnehin gerade keine Chance, Sie zu unterbrechen, nicht wahr?«
- »Darf ich mal ganz kurz stören? Ich wollte nur darauf hinweisen, dass Sie das ohne mich auch gut können. Deshalb ist es fast ein wenig schade ums Geld, das Sie hier lassen, oder?«
- »Stopp! Ich weigere mich, Ihnen für diese Art von psychischer Gewalt eine Bühne zu bieten. Wenn es jetzt nicht gelingt, zivilisiert miteinander zu streiten, dann breche ich die Stunde ab.«
- »Offenbar gelingt es mir nicht, hier positive Unterschiede zu erzeugen, im Gegenteil. Es scheint mit bzw. durch die Paartherapie nur noch schlimmer zu werden. Ich bin aber ungern an der Verschlechterung beteiligt. Wie schätzen Sie es ein? Erscheint Ihnen die Paartherapie (noch) sinnvoll?«

Tipp 70
Switche von Paartherapie zur Trennungsbegleitung (wenn nötig)

Gute Paartherapie definiert sich nicht über romantische Happy Ends. Der Erfolg einer paartherapeutischen Begleitung bemisst sich an dem Ziel, das ein Paar hat (→ Tipp 14). Sich gut zu trennen, kann ein sehr gutes Ziel sein. Meist kommen Paare aber mit anderen Vorsätzen in Therapie und Beratung, etwa »Wir wollen unsere Konflikte überwinden« oder »Wir wollen wieder sexuelle Leidenschaft spüren«. Nicht immer wird dieses angestrebte Ziel erreicht. Dann gilt es möglicherweise, den Auftrag neu zu verhandeln. Und gleichzeitig sind abrupte Veränderungen auf jeden Fall einzukalkulieren, z. B. wenn sich ein:e Partner:in spontan trennt.

Auf den Punkt gebracht:

Betrachte als Paartherapeut:in unbedingt den Kontext einer anstehenden Trennung. Sei dabei sehr genau, denn es sind von dir sehr unterschiedliche Vorgehensweisen erforderlich, die an den verschiedenen Umständen, unter denen eine Partnerschaft gelöst wird, orientiert sind. Es ist von dir zu berücksichtigen, ob

- das Paar den Trennungsprozess bereits vor der Paartherapie allein begonnen hat und dabei gemerkt hat, dass es Unterstützung braucht.
- Das Paar im Zuge einer Paartherapie darauf kommt, dass es die Beziehung nicht fortführen will, aber dennoch weiter von dir begleitet werden möchte.
- ein:e Partner:in während der Paartherapie ausspricht, die Liebesbeziehung nicht mehr weiterführen zu wollen.

- du definierst, dass das, was bisher in der Therapie von der Partnerschaft sichtbar wurde, keine Liebesbeziehung mehr ist (»Aus meiner Sicht seid ihr gar kein Paar mehr, ich kann daher keine Paartherapie anbieten, nur Trennungsbegleitung oder Neustartcoaching.«, →Tipp 74).

Tipp 71
Wenn die Trennung schon vor Beginn der Therapie erfolgt ist

Gar nicht so selten kommen Paare zu uns in die Paartherapie, die den Trennungsprozess bereits allein begonnen und im Verlauf der Trennung bemerkt haben, dass sie dabei professionelle Unterstützung brauchen. Diese Konstellation ist unserer Erfahrung nach die unkomplizierteste, was die Auftragsklärung betrifft.

Auf den Punkt gebracht:

- Durch ihre neue Klarheit und Distanz wirken Paare manchmal gestärkt, sehr aufgeräumt und freundschaftlich. Begehe in solchen Fällen nicht den Fehler, für die Beziehung mehr zu wollen als das Paar selbst. Hinterfrage die Trennung nicht und versuche ebenso wenig, die beiden zu einem »allerletzten Versuch« zu überreden. Sollte das Paar bezüglich seiner zukünftigen Beziehungsgestaltung tatsächlich ambivalent sein, erfährst du es früh genug.
- Bestimme den nur scheinbar konkreten Auftrag des Paares, »Helfen Sie uns, uns bestmöglich zu trennen!«, so exakt wie möglich. Folgende Fragen können dir dabei helfen:
  Wie wurde die Trennung bisher gestaltet?
  Was genau verstehen Sie unter einer guten Trennung?
  Wie wirkt sich eine gute Trennung für wen aus?
  Woran werden Sie eine gute Trennung erkennen? In einem Monat? In einem Jahr? In zehn Jahren?
  Wofür ist es wichtig, sich »gut« zu trennen? (z. B. zum Wohl der Kinder?)
- Skizziere aus den konkreten Antworten die unterschiedlichen Subthemen auf einem Flipchart. Häufige Subthemen sind u. a.:

Verstehen, wie es zu dieser Trennung kam und eventuell daraus lernen; Umgang mit Verletzungen; Vereinbaren, wie man die Trennung in die Tat umsetzt; Kommunikation mit den relevanten Umwelten.

- Priorisiere die Subthemen und versieh jedes Subthema mit einem konkreten Ziel, arbeite diese dann nacheinander ab.
- Evaluiere im Verlauf der Therapie immer mal wieder mit Skalierungsaufgaben, wie gut dem Paar das Trennen gerade gelingt.

Tipp 72

Wenn die Trennung im Verlauf einer Therapie gemeinsam beschlossen wird

Auch das kommt vor: Ein Paar beginnt die Therapie mit einem Verbesserungsauftrag, und merkt im Verlauf der Begleitung, dass dieses Ziel nicht (mehr) erreichbar ist. In so einem Fall kann die Paartherapie einen sicheren Rahmen bieten, um anzuerkennen, dass eine Trennung wahrscheinlich die beste Lösung ist.

Auf den Punkt gebracht:

In dem Moment, in dem beide Partner:innen das Unausweichliche der Trennung erstmals aussprechen, wechsle in den Kriseninterventionsmodus. Bereite dich auf eine Art Erstversorgung vor. Es ist für das Paar ein Schock, sich eingestehen zu müssen, dass die Beziehung nicht mehr zu heilen ist.

- Gib diesem Schock ausreichend Raum! Schalte nicht zu schnell in den Arbeitsmodus zurück.
- Würdige die Gefühle, die jetzt gerade auftauchen und stabilisiere (wenn nötig) die Person(en).
- Richte den Fokus auf kleine Vereinbarungen. Folgende Fragen scheinen uns dabei angebracht:
  Wer braucht im Moment was?
  Wie kommt das Paar durch die nächsten Stunden?
  Was muss miteinander beschlossen werden, um gut durch die nächsten Tage zu kommen? (z. B. getrennte Betten, getrennte Wäsche, etc.)
  Welches Kommunikationsmanagement erscheint vorläufig sinnvoll? (Schweigevereinbarung? Nur den besten Freund:innen von der Trennung berichten? Die Familien schon informieren?)

- Biete einen zeitnahen Folgetermin an, z. B. in der nächsten Woche.
- Erarbeite von Stunde zu Stunde überschaubare, kurzfristige und konkrete Aufträge, z. B.:
  Wie sagen wir es den Kindern?
  Wie wollen wir den Alltag neu ordnen? (z. B. Haushaltsplan)
  Wie wollen wir die finanzielle Situation vorläufig anders regeln?
- Erst wenn beide Partner:innen wieder halbwegs stabil sind und der erste Schock der Trennung abgeklungen ist, können die emotionaleren Themen angegangen werden, z. B. der Umgang mit Verletzungen.

Tipp 73
Wenn sich eine Person im Verlauf der Therapie plötzlich trennt

Zu einem der herausforderndsten Szenarien auch für erfahrene Therapeut:innen gehört es, wenn im Verlauf einer Sitzung von einem Teil des Paares plötzlich die Trennung ausgesprochen wird. Was danach folgt, ist meist eine Art von traumatischer Reaktion der soeben verlassenen Person. Von Schockstarre über Dissoziieren bzw. Nichtmitbekommen-Wollen bis hin zu nahezu unkontrollierter Wut oder Verzweiflung ist alles möglich. Für uns Paartherapeut:innen ist es hilfreich, sich und das Paar auf solche Situationen vorzubereiten.

Auf den Punkt gebracht:

- Wenn du schon ahnst, dass eine Person kurz davor ist, sich zu trennen, nimm diese Möglichkeit hypothetisch vorweg, etwa so: »Angenommen, Ihre Frau würde den Raum und Rahmen der Therapie dafür nutzen, sich hier zu trennen …?« Dadurch lässt sich manchmal noch im Vorfeld über Rahmenbedingungen der Trennung verhandeln.
- Wenn die Trennungsankündigung scheinbar aus heiterem Himmel über die eine Person hereinbricht, verändere zunächst das klassische allparteiliche Therapiesetting und wende dich vor allem der soeben verlassenen Partei zu.
- Wenn die Person, die die Beziehung gerade beendet hat, aus dem Therapieraum gehen soll, weil der Schmerz für den verlassenen Teil überwältigend ist, lass ab vom Neutralitätsprinzip und folge diesem Wunsch.
- Betreibe bei einer im Therapieraum plötzlich verkündeten Trennung klassische Krisenintervention: Was braucht die verlassene

Person jetzt zur akuten Stabilisierung? Soll jemand angerufen werden? Braucht sie ärztliche Versorgung?

- Achte gleichzeitig darauf, dass du nicht in ein Einzeltherapie-Setting wechselst. Überlege stattdessen, wie und wo eventuell Anschlussbetreuung für die bedürftige Partei organisiert werden könnte.
- Die Entscheidung, ob weitere Termine als Paar in Anspruch genommen werden sollen, kann an diesem Punkt nicht getroffen werden. Zügle diesbezügliche Erwartungen: »Melden Sie sich einfach, wenn Sie wissen, wir es hier weitergehen soll.«)
- Sollte das – mittlerweile getrennte – Paar die Therapie fortsetzen wollen, stelle explizit wieder Neutralität her (→ Tipps 5 und 6). Beginne erst danach mit der Trennungsbegleitung (→ Tipp 60). Sei hier besonders sorgfältig in der Auftragsklärung, um »hidden agendas« zu vermeiden, also implizite Anliegen à la »Helfen Sie mir, meinen Partner wieder zurückzugewinnen« oder »Helfen Sie mir, mein schlechtes Gewissen zu verringern« etc.
- Sollte das Paar so tun, als sei die in der vorherigen Sitzung ausgesprochene Trennung nur ein Ausrutscher gewesen, markiere die Dramatik und den Ernst der letzten Stunde und betone, dass du nicht bereit bist, für weitere solcher Inszenierungen zur Verfügung zu stehen. Es sollte gefragt werden, wie sichergestellt werden kann, dass so etwas nicht wieder vorkommt.

Tipp 74
Wenn das Ende der Beziehung zwar offensichtlich ist, aber nicht ausgesprochen wird

Es gibt immer gute Gründe, warum Paare bezogen auf ihre Liebesbeziehung einige Zeit in der Ambivalenz zwischen Bleiben und Gehen verharren. Aber dauert diese Phase zu lange, kann aus einem nützlichen Pendeln eine dysfunktionale Erstarrung werden. In solchen Fällen scheinen die Paare festzustecken und weder vor in die Trennung noch zurück in die Beziehung zu können. Dann ist es Zeit, dass wir Therapeut:innen mit einem rhetorischen Kunstgriff für Bewegung sorgen.

Auf den Punkt gebracht:

Behaupte, dass die Art und Weise, wie die beiden Personen sich im Therapieraum verhalten, nicht den Kriterien einer Liebesbeziehung entspricht. Erkläre dich daher außerstande, weiter Paartherapie anzubieten. Bringe das Paar dadurch dazu, eine Entscheidung zu treffen (Retzer, 2014). Eine eventuelle Trennung kann so quasi im Konjunktiv vorweggenommen werden und die Therapie bekommt wieder mehr Spielraum. Nach dieser Intervention könnte es so weitergehen:

- Verhandle mit dem Paar die Optionen. Was würde eine Trennung bedeuten, was ein Festhalten an der Beziehung? (»Angenommen, Sie entscheiden sich für die Trennung, was würde das bedeuten?«)
- Verordne dem Paar eventuell eine Nachdenkpause, die es gezielt nutzen soll, z. B. dafür, dass jede Person einzeln für sich entscheidet, wie es mit der Beziehung weitergehen soll. Vielleicht ist aber auch ein gemeinsames Nachdenken in einer solchen Pause sinnvoll oder etwas ganz anderes.
- Vereinbare mit dem Paar, was bis zum nächsten Zusammentreffen im Therapieraum geschehen sein soll und wann das sein soll.

Wir machen das so:

»Ich beobachte nun schon längere Zeit, dass sich in eurer Beziehung nichts bewegt und das diese Starre eher mehr Leid erzeugt, als Linderung bringt. Die Art und Weise, wie ihr miteinander umgeht, ist von Lieblosigkeit geprägt. Es gelingt kaum noch, ein wertschätzendes Wort übereinander zu verlieren. Jede Person liegt quasi nur noch auf der Lauer, ob die andere sich zuerst bewegt. Und wenn ich ganz ehrlich auf eure Beziehung draufschaue, dann muss ich sagen, dass das, was ich da sehe, ja gar keine Liebesbeziehung mehr ist. Und wenn ihr keine Liebesbeziehung mehr habt, dann kann ich euch auch nicht guten Gewissens Paartherapie anbieten. Das wäre ja Etikettenschwindel. Ich kann euch also nur zwei andere Optionen anbieten: Trennungsbegleitung oder Neustart-Coaching. (Pause) Was also tun?«

Tipp 75
Verwende nützliche Interventionen rund um eine Trennung

Je nachdem in welcher Phase der Trennung sich ein Paar befindet, kann man in der Therapie mehr oder weniger Raum geben für die emotionale Verabschiedung von der Beziehung. »Normalisieren« ist hingegen in jeder Phase immer zu empfehlen, denn jede Trennung geht selbstverständlich mit heftigen, unterschiedlichen Gefühlen einher. Je bedeutender die Beziehung war, desto heftiger sind die Emotionen, und das ist etwas, das ganz normal ist.

Auf den Punkt gebracht:

Steht die Trennung bereits fest, wird es für uns Therapeut:innen Zeit, gemeinsam mit dem Paar auf seine Beziehung zurückzuschauen:

- Ziehe mit dem Paar Bilanz: Was geht? Was bleibt? Was kommt? (→ Tipp 39)
- Mache mit den beiden eine kleine Gedankenreise in die gute Zukunft: »Wenn die Trennung bestmöglich von Ihnen gestaltet wird, wie werden Sie einander dann in einem Jahr, in fünf Jahren, in zwanzig Jahren begegnen?«
- Versuche, Wohlwollen zu erzeugen: »Wofür sind Sie beide *der Beziehung* dankbar?«
- Gibt es ein Ritual, das dem Paar hilft, zu »ent-binden«? Hat das Paar eine Idee, wie dieses gestaltet sein könnte? Will es auf eine Idee des oder der Therapeut:in zurückgreifen? (z. B. ein symbolisches Band durchschneiden)
- Frage beim Paar nach: »Was endet mit eurer Beziehung unwiderruflich? Und wofür ist jetzt Platz?«
- Runde ab: »Was muss hier noch gesagt oder gehört werden, damit Sie ein gutes Ende finden können?«

Tipp 76
Let's talk about sex

Paartherapeut:innen sollten in der Lage sein, Gespräche über Sexualität genauso gut zu managen wie über andere gängige Konfliktthemen in Liebesbeziehungen. Ob der Themenbereich Sexualität zur Sprache kommt, hängt dabei wesentlich von der therapeutischen Haltung und Offenheit ab, die Paaren vermittelt, dass auch dieses Thema besprochen werden darf. Ob und wie intensiv sich Paare in Bezug auf ihre sexuellen Problem- und Lösungsbeschreibungen innerhalb des therapeutischen Gesprächs einlassen können, ist also wesentlich von ihrer Beziehung zu uns Therapierenden beeinflusst. Viele Paartherapeut:innen erleben das Sprechen über sexuelles Erleben und Probleme ihrer Klient:innen als besonders herausfordernd und vermeiden es daher; andere erachten diesen Themenbereich als vernachlässigbar oder verweisen aus Sorge, nicht kompetent genug zu sein, an ausgewiesene Expert:innen zur Sexualtherapie oder -beratung. Dabei zählen sexuelle Funktionsstörungen zu den häufigsten Krankheitsbildern unserer Zeit, was wiederum bedeutet, dass auch viele Paare damit konfrontiert sind und darüber in der Paartherapie sprechen wollen.

Beeinträchtigung im sexuellen Erleben tritt in vielerlei Gestalt auf, z. B. als eigenständiges Hauptproblem, im Kontext verschiedenster körperlicher und psychischer Krankheiten oder in deren Behandlung, sei es etwa bei unerwünschten Nebenwirkungen von Medikamenten oder in der Folge operativer Eingriffe.

Typische Anlässe für sexualtherapeutische Paartherapie sind:

- *Symptome* (vor allem sexuelle Funktionsstörungen);

- *Ereignisse* (Affären; Entdecken fremder Seiten der Sexualität der Partner:innen);
- *Partner:innenunterschiede* im sexuellen Wünschen und Begehren.

Sexuelle Funktionsstörungen manifestieren sich in der Beeinträchtigung des sexuellen Erlebens und Verhaltens in Form von ausbleibenden, reduzierten oder unerwünschten genital-physiologischen Reaktionen. Zu den sexuellen Funktionsstörungen werden auch Störungen der sexuellen Appetenz und Befriedigung sowie Schmerzen im Zusammenhang mit dem Geschlechtsverkehr gezählt.

In der sexualtherapeutischen Paartherapie und -beratung nutzen wir, wie bei allen anderen Problembeschreibungen, das hilfreiche Konzept der Zirkularität. Denn Paare beschreiben auch in diesem Themenbereich einen Teufelskreis, in dem sie sich gefangen fühlen und der ihr gemeinsames sexuelles Erleben negativ beeinflusst.

Auf den Punkt gebracht:

Setze dich als Paartherapeut:in bewusst mit dem Thema Sexualität auseinander. Dies ist die Voraussetzung, um Paare bei ihren persönlichen sexuellen Anliegen mit einer neutralen und professionellen Haltung begleiten zu können. Für die Selbstreflexion helfen dir folgende Fragen, um deine eigene innere Landkarte gut kennenzulernen:

- Wie geht es mir damit, mit Paaren oder Einzelpersonen im Rahmen der Psychotherapie über deren Sexualität zu sprechen?
- Wie viel Erfahrung bringe ich in diesem Bereich mit?
- Welche sexuellen Themen vermeide ich?
- Welche sexuellen Themen verunsichern mich?
- Bei welchen sexuellen Themen fällt es mir schwer, neutral zu bleiben?
- An welchen Punkten bin ich voreingenommen?
- Was gelingt mir gut? Bzw. Was stimmt mich zuversichtlich für erste Gespräche zu diesem Thema?

Tipp 77

Let's talk about sex – so geht das

Damit Paare Gespräche über Sexualität als hilfreich erleben, müssen fünf Dinge berücksichtigt werden. Ulrich Clement (2017) fasst diese wie folgt zusammen: 1) die Selbstbestimmung der Klient:innen, 2) die Themenverantwortung der Therapeut:innen, 3) die Eigenbeteiligung als Therapeut:in, 4) der Gestus der Professionalität (statt Vertrautheit) und 5) die Haltung der Neutralität. Was das konkret bedeutet, schauen wir uns im Folgenden genauer an.

1) Wahre die Selbstbestimmung der Klient:innen.
Beim Thema Sexualität ist es besonders wichtig, dass Klient:innen entscheiden, worüber sie im Detail sprechen möchten und worüber nicht. Idealerweise wird dies im Vorfeld zwischen Therapeut:in und Klient:in abgeklärt. Es ist sogar sinnvoll, sich eine Art Zugangsberechtigung von Klient:innen oder Paaren ausstellen zu lassen, ob Fragen zu diesem Lebensbereich gestellt werden dürfen. Auszuhandeln ist bei diesem Gegenstand immer besser, als einfach darauf los zu fragen.

Wir machen das so:

»Wäre es für Sie in Ordnung, wenn ich da noch etwas konkreter nachfrage, wie genau sich die gemeinsame Sexualität in den letzten Jahren verändert hat? (Vorausgesetzt, dass beide genickt haben, fortfahren.) Wenn es eine Frage gibt, die Sie nicht beantworten wollen, sagen Sie einfach Bescheid. Sie entscheiden, was wir besprechen.«

2) Übernimm als Therapeut:in die Themenverantwortung.
Fällt es Klient:innen schwer, über sexuelles Erleben zu sprechen und bieten sie eventuell uneindeutige Erzählungen an, empfehlen wir Therapeut:innen, in Vorleistung zu gehen und explizit nachzufragen. Dadurch geben wir Profis zu erkennen, dass wir sexuelle Begriffe handhaben können und es ganz normal ist, über Sexualität zu sprechen. Als entlastend erleben es Klient:innen außerdem, wenn wir mit eigenen Worten wiedergeben, was wir glauben, dass die Klient:innen gemeint haben. Ein solches Paraphrasieren dient uns Therapeut:innen als Methode, uns zu vergewissern, dass wir die Klient:innen richtig verstanden haben. Diese wiederum erleben sich als angenommen.

Wir machen das so:

THERAPEUTIN: »Sie haben jetzt gerade angedeutet, es prickle beiderseitig nicht mehr bei Ihnen. Meinen Sie damit Ihre Sexualität?«

KLIENT: »Es ist manchmal schwierig für meine Frau ... äh ... also meine Frau hat Schmerzen, wenn ich ... also, wenn wir körperlich beisammen sind.«

THERAPEUTIN: »Bedeutet das: Ihre Frau verspürt Schmerzen, wenn Sie in sie eindringen? Habe ich das richtig verstanden?«

3) Reguliere die Eigenbeteiligung als Therapeut:in.
Clement thematisiert wiederholt den Unterschied zwischen persönlichem Voyeurismus und professioneller Neugier. Letztere ist für jeden therapeutischen Prozess eine treibende Kraft, um nach Mustern zu suchen, Ressourcen zu aktivieren und Lösungsideen zu entwickeln. Die Sorge von Therapeut:innen, als voyeuristisch wahrgenommen zu werden, kann das professionelle Interesse behindern und so den therapeutischen Prozess erschweren. Für uns gilt die Grundregel, dass Fragen solange professionell und hilfreich sind, solange sie nicht dem eigenen Lustgewinn dienen. Das bedeutet auch, dass Therapeut:innen immer aus der interessierten beobachtenden Position handeln, sich aber niemals als verdeckte:r Mitspieler:in positionieren dürfen.

4) Setze mehr auf Professionalität als auf Vertrautheit.
Natürlich ist Vertrauen zwischen Klient:innen und Therapeut:innen in sexualtherapeutischen Gesprächen wichtig, aber zu viel Vertrauen kann auch zu nah sein. Aus Studien wissen wir, dass als heikel bewertete Fragen (beispielsweise nach ausgefallenen sexuellen Praktiken oder Fremdgehen) in persönlichen Interviews weniger ehrlich beantwortet werden als in Fragebögen. Daraus lässt sich schlussfolgern, dass eine zu nahe Beziehung zwischen Therapeut:in und Klient:in sozial erwünschte Antworten provoziert. Eine professionelle Rolle von uns Therapeut:innen regelt Nähe und Distanz für beide Seiten.

5) Übe dich in Neutralität, indem du jeder Person alles zutraust.
Erotische Ausstrahlung und sexuelle Erfahrungen müssen nicht übereinstimmen, daher ist es wichtig, dass du keine zu schnellen Schlussfolgerungen ziehst. Bleibe offen und neugierig für die innere sexuelle Landkarte deiner Klient:innen. Dasselbe gilt auch auf der Inhaltsebene. Bleibe so lange wie möglich auf einer beschreibenden Ebene. Zu schnelles Bewerten behindert die Aufmerksamkeit für die Beschreibungen der Klient:innen.

Tipp 78
Führe ein ressourcenorientiertes Interview

Das ressourcenorientierte Interview nach Ulrich Clement (2018) richtet seine Aufmerksamkeit auf die sexuellen Ausdrucks- und Erlebnismöglichkeiten einer Person, die ihr zur Verfügung stehen oder leicht zu aktivieren sind. Wichtig ist es, dass diese Ressourcen parallel neben den erlebten Defiziten und Schwächen stehen dürfen, ohne letztere zu leugnen. Dadurch dass die Stärken fokussiert werden, wird den Problemen allerdings weniger Aufmerksamkeit geschenkt. Der Leitspruch »Stärken stärken – Schwächen schwächen« verdeutlicht die systemische Maxime, dass durch eine spezielle Exploration der Blick auf die Ressourcen geschärft werden sollte, statt mit den Klient:innen die Kompensation der Mängel zu erarbeiten. Diese Herangehensweise fördert die Identifikation mit einem sexuellen Selbstbild, das die Stärken und das sexuelle Können eines Menschen hervorhebt. Diese Idee lässt sich auf das ressourcenorientierte Interview übertragen (→ im Folgenden) und im Anschluss durch zwei weitere aufeinander aufbauende Interventionen erweitern, nämlich das Liebhaber:innen-Profil und die sogenannte Selbsternennung (Clement, 2018).

Wir machen das so:[3]

Das ressourcenorientierte Interview folgt einem speziellen Ablauf:

1. Starte mit der Joining-Methode.
   Zu Beginn wird der oder die Klient:in dort abgeholt, wo er oder sie steht, das bedeutet, dass seine oder ihre innere Landkarte er-

3 Nach der Anleitung von Ulrich Clement (2018).

kundet wird, indem wir fragen: Wie sieht er oder sie das Problem? Welches Leid entsteht dadurch? Wenn Klient:innen in ihren Antworten klagen, dann dürfen sie klagen. An dieser Stelle wird die Technik des Pacings genutzt (→ Tipp 4), d.h., Therapeut:innen schließen sich der Sichtweise und eventuell auch Klage des Gegenüber zunächst an. Das bedeutet, dass du die problemfokussierte Erzählung akzeptierst. Du beschwichtigst nicht, führst keinen Optimismus ins Feld, redest nichts schön. Denn wenn Klient:innen das Gefühl haben, ihre Klage wird nicht verstanden, können sie sie nicht ziehen lassen, sondern müssen weiter an ihr festhalten. Es braucht also Raum und etwas Zeit, das Problem zu würdigen.

2. Unterscheide Stärken und Schwächen.
   In einem nächsten Schritt fragen Therapeut:innen nach den erotischen Stärken und Schwächen der Klient:innen. Hierbei achten wir darauf, dass Stärken ausführlich exploriert werden können und führen bei der Entstehung eines erzählerischen Ungleichgewichts (falls Schwächen zur dominanten Erzählung werden) wieder behutsam zurück zu den Ressourcen. Hierfür nutzen wir die Idee des Leadings (→ Tipp 4). Indem zwischen Stärken und Schwächen unterschieden wird, entsteht ein Raum für das Erkennen des noch Gelingenden. Die Klient:innen werden entlastet, sie sehen neben den Defiziten nun auch Fähigkeiten und Stärken.
3. Unterscheide zwischen veränderbar und nicht veränderbar.
   Nun differenzieren Therapeut:innen gemeinsam mit den Klient:innen, welche der Probleme veränderbar und welche unveränderbar sind. Mit dem Einbringen einer Akzeptanz, dass manches nicht zu verändern ist, sinkt in der Regel der individuelle Veränderungsdruck. Ziel ist es, eine wohlwollende Akzeptanz des Unveränderbaren zu erarbeiten, die wiederum den Blick auf die Aspekte ermöglicht, die veränderbar sind.
4. Erarbeite die persönliche Veränderungsabsicht der Klient:innen.
5. Nachdem den Klient:innen klar ist, was veränderbar ist, geht es nun darum, zu konkretisieren, was davon auch verändert werden soll. Denn nicht alles, was das Potenzial zur Veränderung mitbringt, will auch wirklich verändert werden. Dabei wird der

Fokus auf die Besonderheit der Ressourcen gelegt, denn eine Schärfung des Profils ist bedeutsamer als das Erreichen einer egalisierten Durchschnittlichkeit. Zwei besonders starke Ressourcen können interessanter sein als vier durchschnittliche.

6. Unterscheide zwischen Prozess- und Ergebnisverantwortung.
   Zu guter Letzt ist es wichtig, mit den Klient:innen zu besprechen, wer für welche Veränderung verantwortlich ist. Die Differenzierung zwischen der therapeutischen Prozessverantwortung und der klientenzentrierten Ergebnisverantwortung verdeutlicht die Rollen und Funktionen aller Beteiligten in der Paartherapie (→ auch Tipp 9).
7. Erstelle das Liebhaber:innen-Profil
   Diese Intervention zielt darauf ab, den eigenen sexuellen Handlungsspielraum und das eigene Bild von sich selbst als attraktive:r Sexualpartner:in zu erweitern. Die genaue Anleitung ist bei den sexualtherapeutischen Interventionen zu finden (→ Tipp 86).

Tipp 79
Exploriere das Symptom

Bei sexuellen Problembeschreibungen ist eine Exploration genauso wichtig wie bei anderen Themen. Therapeut:innen sollten sich daher nicht scheuen, detailliert nachzufragen. Sie sollten sexuelle Begriffe handhaben können und durch ihre professionelle Haltung zeigen, dass sexuelle Symptome in unaufgeregter Art und Weise besprechbar sind. Manchmal helfen einleitende Sätze des Therapeuten oder der Therapeutin, um eventuelle Scham oder Hemmnisse zu verringern, wie nun genau im therapeutischen Setting über Erektionsstörungen, Schmerzen beim vaginalen Eindringen oder Lustlosigkeit zu reden ist. Ulrich Clement (2017) empfiehlt eine Exploration des Symptoms in drei Schritten, die sich auch für die Paartherapie gut eignet:

- Schritt 1: Der Therapeut erfragt zuerst eine Situation, die der Klient als typisch für sein sexuelles Problem hält.
- Schritt 2: Die Therapeutin erfragt körperliche Details des Symptoms beispielsweise Erektion, Ejakulation, Lubrikation, Schmerzen, Orgasmus etc.
- Schritt 3: Danach fokussiert das Gespräch den konkreten sexuellen Interaktionsablauf auf der Verhaltensebene beider Partner:innen in einem weiteren Dreierschritt:
  - Wer zeigt wann initiatives Verhalten?
  - Wie ist die Reaktion des Partners bzw. der Partnerin?
  - Wie ist die Reaktion der befragten Person auf die Reaktion ihres Gegenübers?

Auf den Punkt gebracht:

Interessiere dich für das sexuelle Symptom, aber vor allem dafür, wann und wie es im sexuellen Interaktionsablauf auftritt und denke unbedingt daran, nach Ausnahmen zu fragen. Interessiere dich in weiterer Folge als Therapeut:in genau wie bei anderen Problembeschreibungen für den Kontext:

- Wann, wie und wo tritt das sexuelle Problem mehr oder weniger auf?
- Wann bleibt es gar aus?
- Gibt es Ausnahmen, wo das sexuelle Erleben ungestört und problemfrei wahrgenommen wird?
- Tritt das Problem erstmalig mit diesem Partner oder dieser Partnerin auf oder kennt eine:r der beiden das Problem schon aus vorherigen sexuellen Beziehungen?
- Und ist das Problem bei manchen sexuellen Praktiken besonders stark ausgeprägt und bei anderen schwächer?

Fallbeispiel

Daniel (32 Jahre) erzählt im Erstgespräch einer Paartherapie, die er gemeinsam mit seiner Freundin Carina (27 Jahre) absolviert, dass er unter Erektionsproblemen leide. Zu Beginn der Beziehung dachte er, das wäre nur die Anfangsnervosität und würde sich von selbst legen. Dem war leider nicht so. Während Carina anfangs sehr gelassen war, empfindet sie es mittlerweile als frustrierend, dass es zu keiner sexuellen Interaktion zwischen ihnen beiden mehr kommt.

THERAPEUT: Daniel, darf ich Sie bitten, mir eine typische Situation zu schildern, wo das Problem auftritt?

DANIEL: Leider ist es mittlerweile die Regel und keine Ausnahme mehr. Immer dann, wenn ich mit Carina intim werden will, merke ich, dass sich meine Erektion nicht so recht aufbaut. Er bleibt immer so halbsteif.

THERAPEUT: Carina, wie sieht denn so eine Situation aus, wo Sie beide miteinander intim werden wollen? Wissen Sie, was Daniel damit meint?

CARINA: Wenn wir miteinander Sex haben wollen. Das entscheidet sich eigentlich sehr spontan aus dem Moment heraus. Aber der Beginn ist immer gleich. (Denkt nach.) Ja, wir küssen uns zu Beginn immer oder streicheln uns sanft. Dann gibt es so einen kurzen Augenblick, da zieht mich Daniel an sich heran und dann weiß ich, dass er gerne Sex haben möchte. Das ist so eine ganz bestimmte Bewegung.

THERAPEUT: Daniel, und was passiert dann?

DANIEL: Ja, da spüre ich die Erregung und ziehe sie an mich heran. Mein Penis ist da eigentlich schon steif. Dann ziehen wir uns aus, küssen uns. Ich spüre ihre Hände auf meinem Körper. Aber in dem Moment wo ich in sie eindringen möchte, ist es vorbei.

THERAPEUT: Was tun Sie dann weiter?

CARINA: Früher hab ich dann versucht, mit meiner Hand oder mit dem Mund nachzuhelfen. Das hat auch manchmal funktioniert. Aber Daniel will das nicht mehr. Er macht es sich dann selbst mit der Hand und ist super gestresst.

DANIEL: Stimmt, ich mach es dann lieber selbst mit der Hand, weil ich denke, dass das doch funktionieren muss. Wenn ich es mir selbst mache, ist es ja nie ein Problem.

THERAPEUT: Gibt es auch andere Ausnahmen, bei denen Sie gut eine Erektion aufbauen und halten können? So wie bei der Masturbation, die Sie gerade angesprochen haben.

DANIEL: Im letzten Urlaub. Da hatten wir Sex im warmen Wasser der Therme, abends, als niemand mehr sonst da war. Da hat es gut geklappt.

CARINA: Stimmt. Ich denke, da haben wir beide überhaupt nicht daran gedacht, dass du in mich eindringen sollst. Also ich zumindest nicht. Wir waren ja in einem öffentlichen Bereich. Ich habe es einfach so genossen, mit ihm zu schmusen.

THERAPEUT: Es gab also keinerlei Erwartungshaltung von Ihnen, Carina. Und wie war das bei Ihnen, Daniel?

DANIEL: Ja, Carina hat recht. Wir haben herumgeblödelt und uns geküsst. Es war zuerst ganz spielerisch und neckisch. Und wir sind nicht so das Pärchen, das gerne Sex hat, wenn es erwischt werden könnte. Also ja, ich habe zuerst nicht daran gedacht, dass wir Sex haben könnten. Aber dann war ich so erregt und wir waren ja nackt und dann ist es einfach wie von selbst passiert.

Tipp 80

Leite das Paar von der Idee weg, funktionieren zu müssen, hin zum gemeinsamen Begehren

Um diese Idee gut verstehen zu können, begeben wir uns auf einen kurzen Ausflug in die Geschichte der Sexualtherapie. Der Gynäkologe William Howell Masters und die Wissenschaftlerin Virginia Johnson gehörten zu den ersten, die in den 1960er Jahren zu sexuellen Problemen bei Paaren forschten. Sie entwarfen ein normatives Modell, das die unterschiedlichen Phasen sexueller Erregung beschreibt, die bei allen Menschen gleich ablaufen sollen. Ulrich Clement geht davon aus, dass dieses implizit normative Modell einerseits therapeutische Handlungsmöglichkeiten einengt und andererseits vorrangig auf einen linearen negativen Zusammenhang zwischen Angst und sexueller Erregung fokussiert, was zu zähen Therapieverläufen führen kann und den Stellenwert von sexuellen Wünschen und sexuellem Begehren gleichzeitig unterbewertet. Was bedeutet das konkret? Unter dem implizit normativen Modell versteht Clement, dass die Masters-Johnson-Therapie von einem biologisch begründeten Human-Sexual-Response-Cycle ausgeht, das heißt, sie setzt ein ungestörtes »natürliches« sexuelles Funktionieren als Norm voraus (Maß u. Bauer, 2016). Dieser Annahme stehen Erklärungsmodelle entgegen, die argumentieren, es komme nicht auf das Funktionieren an, sondern auf Gefühle, Lust, Autonomie und Qualität der Partnerschaft. Das Funktions-Paradigma ist der Masters-Johnson-Therapie derart zugeordnet, dass der Blick auf individuelle Psycho- und Paardynamiken der sexuellen Symptome nicht zum Tragen kommt. Unter linearen Zusammenhängen zwischen Angst und sexueller Erregung ist die Annahme von Masters und Johnson zu verstehen, die davon ausgehen, dass sexuelle Erregung Entspannung voraussetzt und dass es dort, wo es z. B. zu Versagensängsten kommt – konkreter: sexuelle Funktion verbunden mit Ängsten –, zu problemhaft sexuellem Erleben führen kann.

Das Denken in Ursache und Wirkung ist eine lineare Denkweise, die durch die Frage nach dem Warum erforscht wird. Diese kausale Frage mag bei einfachen Zusammenhängen sinnvoll sein. Beziehungen als dauerhafte komplexe Interaktionen können mit dieser Denkweise jedoch nicht angemessen beschrieben werden. Sie greift viel zu kurz und engt uns in der therapeutischen Sicht und in unseren Handlungsoptionen ein.

Auch der amerikanische Sexualpsychologe David Schnarch (2016) bezieht Gegenposition zu Masters und Johnson. Er geht davon aus, dass Angst ein zentraler Faktor im Entstehen von Lust und Leidenschaft ist. Gunter Schmidt unterstreicht ebenfalls, dass ein entspannungsorientierter Ansatz in der Sexualtherapie bestenfalls zu einer funktionalen »tristen Alltagssexualität« führen kann (Arentewicz u. Schmidt, 1993), denn »mit der vollkommenen Entspannung werden die anderen emotionalen Amplituden der Erotik gleich mitgekappt« (Clement, 2001, S. 3). Clement (2014) führt aus, dass zumindest zwei Aspekte von Sexualität ohne Angst gar nicht denkbar wären: 1) Sexualität als ein prototypischer Weg persönlicher Entwicklung, die alles andere als Spaß macht – denken wir analog dazu an unsere Pubertät oder andere Entwicklungsaufgaben in unserem Leben, 2) Sex als nicht nur »gut«, sondern auch »schlimm«, »schmutzig« oder »böse«. Genau diese Aspekte können zentrale Momente sexueller Erregung ausmachen (Clement, 2014).

Werden in der Paartherapie sexuelle Funktionsweisen als defizitär beschrieben und gehen wir nur dieser Perspektive nach, landen wir Paartherapeut:innen sehr wahrscheinlich in derselben Sackgasse wie die beiden, die vor uns sitzen. Deshalb lenken systemische Paartherapeut:innen den Fokus alternativ auf das sexuelle Begehren und somit weg von der Funktion. Es geht nicht mehr um Können oder Nicht-Können, sondern um das Wollen oder Nicht-Wollen. Ein Fallverständnis, das sich auf das sexuelle Begehren konzentriert und damit am sexuellen Wollen orientiert, begünstigt eine ressourcenorientierte Analyse und einen Fokus auf sexuelle Selbstbestimmung der Klient:innen. Wie das sexuelle Begehren zwischen dem Paar ausgetauscht und vermittelt wird – oder auch nicht, ist bedeutend.

Das Begehren, die sexuellen Wünsche und Fantasien einer Person müssen nicht auf den eigenen Partner bzw. die eigene Partnerin gerichtet oder begrenzt sein. Sexuelles Begehren ist polygam, das bedeutet, in seiner Wahl nach dem Objekt der Begierde flexibel und oft auch noch kontextabhängig: Das Begehren eines Menschen ist nicht nur auf die sexuelle Interaktion mit der anderen Person eingeschränkt, sondern umfasst auch die berufliche, soziale sowie generell öffentliche Präsenz dieser begehrten Person.

Gerade wenn es um sexuelle Lustlosigkeit eines Partners geht, ist bei der Exploration zu beachten, ob Klient:innen generell kein Interesse an Sex haben oder ob er oder sie den oder die Partner:in nicht mehr begehrenswert findet. Oft wird die Lustlosigkeit generalisiert, um das Gegenüber zu schonen und Konflikte und Kränkungen zu vermeiden.

Auf den Punkt gebracht:

Sexualtherapie als Paartherapie stellt das sexuelle Begehren ins Zentrum. Bei ihr geht es darum, das Paar dabei zu begleiten, sein erotisches Potenzial zu entwickeln und nicht um die sexuellen Funktionen der beiden Partner:innen. Deine Richtschnur als systemischer Profi besteht darin, den Fokus des Paares von der Unterscheidung von Können und Nicht-Können zum Wollen und Nicht-Wollen zu lenken. Erzeuge ein Spannungsfeld zwischen den beiden individuellen Sexualitäten des Paares. Die daraus resultierende Differenz macht die zentrale Dynamik des sexuellen Begehrens aus (Clement, 2014).

Tipp 81
Zeige, wozu ein Problem gut sein kann – der symptomstabilisierende Zirkel

Das theoretisch-systemische Grundlagenwissen der Zirkularität (→ Tipp 8) wird von uns auch in der systemischen Sexualtherapie genutzt. In der ersten Phase einer solchen Therapie zu sexuellen Problemen erarbeiten wir gemeinsam mit dem Paar den Teufelskreis, der die sexuellen Symptome stabilisiert (→ Tipp 33). Danach erfolgt das Ungemütlichste für das Paar: Wir überprüfen, ob der Teufelskreis unter Umständen auch für etwas gut sein könnte.

Fallbeispiel:
Tatjana und Michael vereinbaren ein Erstgespräch für eine Sexualpaartherapie. Nach einer ersten Exploration stellt sich das sexuelle Problem der beiden folgendermaßen dar:

Tatjana wirft Michael vor, zu früh zu kommen, da er in den letzten drei Jahren zehn Kilo zugenommen und weniger Kondition habe. Er sei beruflich befördert worden, habe seither zig Stunden gearbeitet, wäre meistens müde nach Haus gekommen und habe seinen Körper vernachlässigt und jeglichen Sport eingestellt. Aufgrund seiner fehlenden Ausdauer könne sie beim Geschlechtsverkehr keinen Orgasmus mehr erlangen. Michael fasse sie auch nicht mehr richtig an, tue ihr manchmal sogar weh beim Geschlechtsverkehr. Dies habe bei Tatjana zu einer sexuellen Lustlosigkeit geführt, wieso noch mit ihm schlafen, wenn es ihr ohnehin nichts »bringen« würde?

Michael wirft Tatjana vor, durch die Verweigerung Sex mit ihm zu haben, das Problem nur zu verschlimmern. Er sei, wenn es zu Sex komme, derart ausgehungert und erregt, dass er sich nicht lange beherrschen könne und vorzeitig zum Orgasmus komme. Würde sie sich mehr auf ihn einlassen und öfters einwilligen, wäre das Problem bald vom Tisch – oder besser gesagt aus dem Bett.

Beide skizzieren also einen Teufelskreis, in dem sie gefangen sind.

Auf den Punkt gebracht:

Man könnte nun als Paartherapeut:in versucht sein, vermeintlich schnelle und einfache Lösungen vorzuschlagen, z. B.: Michael einerseits um mehr Verständnis für den derzeitigen sexuellen Rückzug seiner Frau zu bitten und parallel an seiner Kondition zu arbeiten; und Tatjana dazu zu ermutigen, ihrem Mann doch Hinweise zu geben, wie er sie besser anfassen könne und ihm die eine oder andere Übungsmöglichkeit zu gewähren. Einen solchen schnellen Lösungsweg schlagen wir jedoch nicht ein.

Stattdessen laden wir zunächst dazu ein, den Teufelskreis des Paares genauer unter die Lupe zu nehmen (Clement, 2014) und eine neue Hypothese ins Spiel zu bringen: Möglicherweise wird der sichtbar kommunizierte Konflikt des Paares am Leben erhalten und chronifiziert sich, weil er einen Nutzen hat und zur Stabilisierung der Paarbeziehung beiträgt. Kann er vielleicht als Lösungsversuch gesehen werden, der dem Paar eine erheblich beängstigendere Konfrontation erspart? Ein solcher möglicher »Konfliktgewinn« ist für Paare in der Regel zunächst schwer erkennbar, so auch für Tatjana und Michael.

Tatjana bezieht in ihrer Paarbeziehung die sexuell regressive Position. Aber was hat sie davon? Was ist der Nutzen? Was ihr Gewinn? Sie bleibt in der Reserve, wartet ab. Michaels hartnäckiges Versuchen, sie zu sexuellen Kontakten zu überreden, beweist ihr somit immer wieder aufs Neue sein Interesse für sie. Gleichzeitig braucht sich Tatjana nicht mit ihren nicht-kommunizierten Anteilen ihres Begehrens auseinanderzusetzen, womit sie auch ihren Partner schont, an den sie keine bisher nicht-kommunizierten Wünsche und Seiten des Begehrens heranträgt. Tatjana übergibt mit ihrem Verhalten Michael die Verantwortung für die Lösung des Problems und nimmt dadurch eine strategisch günstigere Haltung ein. Sie vermittelt die Botschaft: Du musst etwas ändern!

Michael übernimmt in der Beziehung hingegen den progressiven Part. Er argumentiert, dass Tatjana einfach mehr Sex zulassen solle, weil dies normal und gut für die Paarbeziehung sei. Er gerät immer wieder in den Empörungsmodus, dass sie sich ihm verweigert. Er unterstellt Tatjana Rigidität, unrealistische Erwartungen. Er bewertet ihren regressiven Part als gestört. Doch was hat er davon? Indem Michael seine Frau als das Problem definiert, braucht er sein Verhalten nicht zu hinterfragen und muss sich nicht mit der Begrenztheit seiner eigenen sexuellen Optionen auseinanderzusetzen. Auch er macht sich keine Gedanken zu den noch nicht-kommunizierten Seiten von Tatjanas sexuellem Begehren.

Folgen wir der von uns aufgestellten Hypothese, dann geht es bei Tatjana und Michael eher darum, beide zu ermutigen, sich mit ihren eigenen sexuellen Wünschen und Begrenztheiten auseinanderzusetzen und darüber miteinander ins Gespräch zu kommen (→Tipp 82).

Tipp 82
Beachte die Balance-Entwicklungs-Achse

Systemische Sexualtherapie für Paare geht bei der Beschreibung von sexuellen Konfliktdynamiken von zwei Achsen aus. Einerseits gibt es die Balance-Achse, die versucht, den Nutzen und das Aufrechterhaltungsmuster des Konfliktes zu verstehen. Andererseits zeigt die Entwicklungsachse, wo das Potenzial zur Veränderung, d. h. zur persönlichen und partnerschaftlichen Weiterentwicklung liegt (Clement, 2014).

Die folgenden Fragen können dir als Paaartherapeut:in helfen, die beiden Achsen aus therapeutischer Sicht zu fassen und Hypothesen zu bilden.

Fragen, um den Nutzen des Konflikts zu verstehen – Balance-Achse:

- Welcher Teil des Paares nimmt die sexuell progressive, welcher die sexuell regressive Position ein?
- Wir wird die progressive versus regressive Position inhaltlich ausgedrückt (Täter:in/Opfer; dominant/nachgeben; natürlich/unnatürlich)?
- Welcher Vorteil, welcher Nachteil ergibt sich für die Partner:innen aus ihrer Position?
- Wer reklamiert wie die Definitionshoheit über Sex?
- Welche Eskalationsstrategien, welche De-Eskalationsstrategien verwenden die Partner:innen?
- Wie wird Rücksicht, Einlenken und Versöhnung realisiert?
- Welche Rolle spielen bindende Gemeinsamkeiten wie z. B. Kinder oder gemeinsamer Besitz?

Fragen, um das Entwicklungspotenzial zu explorieren – Entwicklungsachse:

- Von welchem Konflikt lenkt der Streit ab?
- Welche biografischen Konzepte haben die Partner:innen über die Entwicklung von Männlichkeit und Weiblichkeit?
- Welcher Teil des Paares hat das größere Interesse an Veränderung bzw. Nicht-Veränderung?
- Wie wird das Nein, wie das Ja zum Sex intendiert?
- Welche Rolle spielen Dritte, z. B. Außenbeziehungen?
- Was ist der Preis, was ist das Risiko der Veränderung?

Wie können diese Ideen bei unserem Fallbeispiel mit Tatjana und Michael (→ Tipp 81) weiterhelfen? Zunächst lohnt es sich, für das Paar das sexuelle Kollusionsmuster deutlich zu machen – analog zur klassischen systemischen Paartherapie, wie wir es kennen. Hierbei ist es wichtig, dass beide Parter:innen dieses Muster gemeinsam mit dem Therapeuten oder der Therapeutin konstruieren und »abnicken«, d. h. sich darin wiederfinden und es als anschlussfähig erleben.

Wir machen das so:

THERAPEUTIN: Es scheint so, als wären Sie als Paar in einem Teufelskreis gelandet. Wenn ich Sie richtig verstanden habe, Tatjana, finden Sie Ihren Mann seit einigen Jahren nicht mehr so begehrenswert wie zu Beginn. Er hat sich durch die zunehmende Anspannung und Arbeitsbelastung zurückgezogen, ist nicht mehr der lustige, lockere Partner, auf den sie sich noch vor zehn Jahren voller Bewunderung abends beim Nachhausekommen gefreut haben. Er ist müde und ausgelaugt, braucht Ruhe, spricht wenig mit Ihnen und den Kindern, setzt Ihre Vorschläge nicht um. Das löst Frustration und Rückzug bei Ihnen aus.

TATJANA: Ja, genau. Ich vermisse seinen Humor und diese Leichtigkeit, die er früher ausgestrahlt hat. Er wusste immer, was wir wann machen, war so aktiv und lebenslustig. Das fand ich richtig gut. Er hat mir viel Sicherheit und Halt gegeben – und gleichzeitig war es jedes Mal ein kleines Abenteuer, was der Tag bringen würde.

THERAPEUTIN: Und Sie, Michael, haben das Gefühl, dass all Ihre Anstrengungen, Ihrer Frau – und im weitesten Sinne natürlich Ihrer Familie –

ein gutes Leben zu bieten, nicht gewürdigt werden. Dass Sie Ihre Frau nicht mehr befriedigen können mit dem, was Sie anzubieten haben. Das lässt Sie zwischen Ohnmacht und Wut hin- und herpendeln.

MICHAEL: Das ist unrealistisch, dass Tatjana das nach all den Jahren von mir erwartet. Wir haben zwei Kinder und das Haus. Irgendwer muss das ja auch finanzieren. Es war klar, dass ich mehr arbeiten muss, damit wir uns das leisten können. *(Er wendet sich Tatjana zu.)* Wie soll ich da nebenbei noch der lustige Abenteurer sein? Vor allem, wenn ich heimkomme und du tausend Dinge an mir auszusetzen hast. Ich kann dir nichts mehr recht machen, nicht nur im Bett. Alles muss nach deinem Kopf gehen, es darf keinen Millimeter von deinen Vorstellungen abweichen.

Mithilfe des Vulnerabilitäts-Schutz-Zirkels (→ Tipp 33) kann das sexuelle Kollusionsmuster, das einerseits die Kritik und Vorwürfe thematisiert, in Botschaften der Sehnsucht an das Gegenüber umgedeutet werden. Dadurch findet ein Reframing statt: Die Botschaften der anderen Person sind nicht als Angriff zu bewerten, die verletzen wollen, sondern als gegenseitige hilflose Schutzreaktionen aufzufassen, die eigentlich Sehnsüchte oder Wünsche an das Gegenüber transportieren wollen. Diese Sehnsüchte und Botschaften an den Partner oder an die Partnerin können auch als die von Clement bezeichneten sogenannten »ex-kommunizierten« Botschaften verstanden werden[4].

So kann Tatjanas Vorwurf an Michael: »Du bist faul und bequem geworden. Deine (sexuellen) Aktivitäten sind fantasielos und dadurch unbefriedigend«, als Sehnsucht reframed werden: »Ich will von dir wieder wahrhaftig gesehen werden. Bemühe dich um mich und unsere Beziehung. Überrasche mich wieder! Ich habe Angst um dich und deine Gesundheit aufgrund des hohen Arbeitspensums.«

Michaels Gegenangriff: »Du nörgelst ständig an mir herum. Nichts ist dir genug. Du bist undankbar und rigid«, lässt sich über-

4 Exkommunikation meint hier übrigens nichts Katholisches, sondern ist ein in der systemischen Therapie allgemein verbreiteter Begriff. Damit wird das Ausschließen bestimmter Inhalte bzw. bestimmter Personen aus einer Kommunikation definiert.

setzen in: »Ich bin überfordert und kraftlos. Ich bitte dich um Unterstützung in dieser belastenden Situation. Ich habe Angst, dich zu verlieren und deine Wünsche nicht mehr erfüllen zu können.«

Auf den Punkt gebracht:

Indem wir Paartherapeut:innen gemeinsam mit dem Paar im ersten Schritt dessen sexuelles Kollusionsmuster beschreiben, wird der Fokus auf die Faktoren der Aufrechterhaltung gelenkt. Dem Paar wird deutlicher, weshalb es sich in einem ausbalancierten Kreislauf befindet. Es erkennt das Gleichgewicht, das es aufrechterhält, auch wenn es ungewünscht ist. In einem zweiten Schritt kann erarbeitet werden, welche Entwicklungsschritte notwendig sind, um das Kollusionsmuster zu unterbrechen und dadurch anders auf das Gegenüber eingehen zu können.

Tatjana und Michael erkennen nach einigen Paarsitzungen, dass es zum sexuellen Kollusionsmuster auch andere partnerschaftliche Parallelthemen gibt. Auch bei diesen reagiert Tatjana regressiv, wenn Michael ihren (unausgesprochenen) Erwartungen nicht entspricht, und Michael agiert daraufhin verständnislos und unterstellt seiner Frau Sturheit und Rigidität.

Tatjana lässt sich auf einen aktiven Suchprozess ein, bei dem sie sich erstmals bewusst mit ihren eigenen sexuellen Fantasien und Vorlieben auseinandersetzt. Sie entdeckt, dass ihr sexuelles Begehren in Bezug auf Michael dann wächst, wenn er sich wie »ein echter Mann« verhält, d. h. für sie, dass er sich beispielsweise regelmäßig mit seinen Freunden trifft, eigenen Interessen nachgeht, was zu erzählen hat von seinem Tag und zufrieden mit seinem Job ist. Als wir zur Kennenlernphase der beiden zurückschauen, beschreibt sich Tatjana als Mädchen, das den zehn Jahre älteren Mann, der mit beiden Beinen fest im Leben stand und bereits einen »coolen Job« hatte, bewunderte. Dies hätte sie von Anfang an an Michael fasziniert und »angemacht«. Heute wünscht sie sich von Michael, dass er neugierig ist, was sie bewegt. Dass er versucht, sie als Frau zu sehen und sie sich ihm auch zeigen kann. Sie beschreibt, dass sie sich zu ihm hingezogen fühle, wenn er liebevoll und geduldig mit den Kindern aktiv Zeit verbringe.

Im idealen sexuellen Szenario (→ Tipp 86), einer Intervention, die Menschen dazu anregt, das persönliche ideale sexuelle Erleben drehbuchartig zusammenzufassen, ohne dabei an die Bedürfnisse oder Erwartungen des anderen zu denken, öffnet Tatjana ihre geheimsten Fantasien von spontanem Sex im Treppenhaus, wenn die Kinder im Bett sind. Bevor Tatjana Michael von ihren Fantasien erzählt, zeigt sie große Unsicherheit und auch Angst, ob diese neuen Seiten an ihr ihn vielleicht verschrecken. Michaels wohlwollendes Lächeln und anerkennendes Nicken beim Zuhören lassen sie nach seiner Hand greifen – die erste Berührung ihrerseits während der Therapie, und das in der 6. Sitzung.

Michael kann die Botschaften der sexuellen Fantasielosigkeit und der fehlenden Ausdauer nun nicht mehr als Abwehrhaltung seiner Frau werten, sondern als Botschaft, sich wieder mehr um sich selbst zu kümmern (im Sinne der Selbstfürsorge). Als er bemerkt, dass dieses Fokussieren auf eigene Bedürfnisse im Bereich von sozialen Kontakten und Sport nicht nur seinem Körper und seiner Entspannung guttut, sondern auch ihr (sexuelles) Interesse an ihm wieder wachsen lässt, ist er doppelt motiviert. Er erlebt sich wieder als selbstwirksam. Da Tatjana nun auf ihn zukommt, fühlt er sich weniger unter Druck gesetzt, wodurch er wieder neugieriger und experimentierfreudiger wird. Obwohl Michael auch gegen Ende der Paartherapie manchmal noch vor Tatjana zum Orgasmus kommt, hat dieser Umstand zu diesem Zeitpunkt aber keine große Bedeutung mehr für sie. Schmunzelnd, mit einem verführerischen Blick zu seiner Seite, fügt sie hinzu, er wisse ja nun, wie er sie danach noch zu ihrem Höhepunkt bringen könne.

Tipp 83
Erfrage das sexuelle Profil

Das sexuelle Profil ist ein Konzept, das die Individualität im sexuellen Erleben auf der Zeitachse der Vergangenheit, über die Gegenwart bis hin in die Zukunft beschreibt. Es umfasst zurückliegende Erfahrungen, gegenwärtige Aktivitäten, Wünsche, welche man in der Zukunft noch ausprobieren möchte, aber auch sexuelle Werte oder Fantasien, die im Kopf blühen dürfen, in der Realität jedoch niemals umgesetzt werden sollten (Clement, 2014).

Diese vier Komponenten des individuellen sexuellen Profils können wie folgt erfragt und exploriert werden:

- Was haben Sie bereits sexuell erlebt? (sexuelle Erfahrungen)
- Welche erotischen Bilder erscheinen in Ihrer Vorstellungswelt? Was kommt Ihnen in den Sinn, ohne dass Sie das sogleich umsetzen möchten? Wie viel erotisches Kopfkino ist in Ihnen? (sexuelle Fantasien)
- Wie viel Verführungskunst habe Sie auf Lager? Was sind Ihre Stärken und Schwächen als Liebhaber:in? (sexuelle Fähigkeiten und Fertigkeiten)
- Welchen Sex leben Sie mit Ihrem Partner oder Ihrer Partnerin, welche mit anderen Partner:innen, welchen mit sich selbst? Was kennen Sie schon? (aktuell gelebte Sexualität)
- Was bedeutet Ihnen Sexualität? Was suchen und finden Sie dort, was Sie sonst nirgends finden? (erotischer Fingerabdruck)

Ulrich Clement geht davon aus, dass Partner:innen nur einen kleinen Teil ihres sexuellen Profils miteinander kommunizieren. Folgen wir dieser Logik, können wir von kommunizierten und ex-kommunizierten Inhalten ausgehen (Clement, 2014). Unter Ex-Kommunikation werden von Clement aus der Kommunikation ausgeschlossene Inhalte verstanden. Das können beispielsweise bewusst verwahrte Geheimnisse sein, die behütet werden, damit es zu keiner peinsamen Enthüllung kommt. Das können sexuelle Praktiken sein, von denen man annimmt, der oder die andere würde sie als abstoßend oder gar krankhaft bewerten. Es können aber auch Themen, Verhaltensweisen oder Fantasien sein, die man dem Gegenüber nicht zumuten will, weil die andere Person diese als langweilig oder im Gegenteil als Kränkung empfinden könnte.

Unausgesprochen einigen sich Paare auf den kleinsten gemeinsamen Nenner und erzeugen so eine Grenze, die definiert, was ausgeschlossen bleibt, also dem Gegenüber fremd bleibt bzw. verschwiegen wird – manchmal bewusst oder unbewusst. Diese Tatsache hat für manche Paare keinerlei Auswirkungen, für andere aber bringt sie äußerst heikle Konsequenzen mit sich. Das Unausgesprochene dem oder der anderen zugänglich zu machen, bedarf Mut. Gelingt dies, erhöht es wieder die Spannung und den Reiz in der Paarbeziehung. Gleichzeitig setzt es manchmal Ängste frei, wie man von nun an von der anderen Person wahr- und angenommen wird. Dieser Prozess sollte in der Sexualtherapie mit Paaren achtsam erwogen und bei Zustimmung beider begleitet werden (Clement, 2014). Eine spezielle Interventionsform, um diesen Prozess anzuleiten, ist das ideale sexuelle Szenario (→ Tipp 85).

Fallbeispiel 1:
Andreas (31 Jahre) und Martin (22 Jahre) sind seit einem Jahr ein Paar. Andreas ist sexuell erfahrener als Martin. Die vielfältigen, sexuellen Erlebnisse von Andreas mit früheren Partnern lösen bei Martin großen Stress aus. Er hat den Eindruck, er könne diesen hohen Vorgaben in Andreas' reichem Erfahrungsschatz niemals genügen und würde von ihm als einfallsloser Liebhaber gesehen werden.

Fallbeispiel 2:
Ben und Kate kommen in die Paartherapie, nachdem sie eine heftige Krise erlebt haben, die sie auch als solche bezeichnen. Kate wusste von Beginn an, dass Ben durch Fesselspiele und leichten Schmerz beim Sex besonders

erregbar ist. Selbst ohne Erfahrung in diesen Praktiken hatte sich Kate mit Ben darauf eingelassen und auch Spaß daran gehabt. Ben beschreibt, dass er die gemeinsame Sexualität mit Kate zu jeder Zeit als erfüllend wahrgenommen habe. Dennoch habe er heimlich in interaktiven BDSM[5]-Internetforen sexuelle Kontakte zu anderen gesucht – niemals in der realen, immer nur in der digitalen Welt. Er habe dort Fotos und Videos von »härteren Sachen« ausgetauscht, sich dabei oft selbst befriedigt. Eines Tages sei Kate darauf gestoßen, weil sie auf seinem Handy eine einschlägige Konversation gefunden habe. Kate fühlt sich von Ben betrogen und getäuscht. Er habe ihr nie von diesen speziellen Wünschen erzählt. Durch das Entdecken der digitalen sexuell aufgeladenen BDSM-Chat-Nachrichten, habe sie das Gefühl, sie würde ihren Partner gar nicht kennen. Ben fühlt sich beschämt. Er gesteht Kate, dass er Angst gehabt habe, seine sexuellen Wünsche und Fantasien mit ihr zu teilen.

5 BDSM ist ein Akronym der englischen Begriffe »*B*ondage and *D*iscipline«, »*D*ominance and *S*ubmission«, »*S*adism and *M*asochism« und wird als Sammelbegriff für eine Gruppe von Sexualpräferenzen verwendet, für die im alltäglichen Sprachgebrauch häufig generalisierend der Begriff »Sadomasochismus« gewählt wird. Gemeinsam ist diesen sexuellen Präferenzen, dass bei ihnen Dominanz und Unterwerfung im Zentrum stehen.

Tipp 84
Pendle zwischen den Polen Differenzierung und Verschmelzung

Das Differenzierungskonzept wurde von David Schnarch (2016) entwickelt und zeigt Parallelen zur individuellen Bezogenheit nach Helm Stierlin (1997). Im Kern beider Konzepte geht es darum, ein klar abgegrenztes Selbst zu entwickeln und dabei dennoch in nahen Beziehungen zu den geliebten Anderen zu bleiben. Die Differenzierung besteht darin, zwei Pole auszubalancieren: das Bedürfnis nach Individualität und das Bedürfnis nach Nähe. Das bedeutet: Menschen, die differenziert sind, können ihrem Partner oder ihrer Partnerin zustimmen, ohne dabei das Gefühl zu haben, sich selbst aufzugeben. Sie sind in der Lage, Kritik auszusprechen, ohne sich dabei verbittert oder entfremdet zu fühlen. Auf diese Grundannahme aufbauend, leitet Schnarch sein Verständnis von Intimität ab, worunter er die offene Selbstkonfrontation in Gegenwart eines emotional bedeutsamen Partners oder einer Partnerin versteht. Dies umfasst neben Ehrlichkeit und Offenheit auch die Bereitschaft, ein Risiko einzugehen, indem ich mich mit all meinen Wünschen und Sehnsüchten zeige, die mich als geschlechtliches Wesen ausmachen, und mich dabei der Gefahr aussetze, zurückgestoßen, verurteilt und nicht verstanden zu werden. Selbstkonfrontation thematisiert in diesem Sinne nicht nur sexuelle Vorlieben, sondern zeigt dem geliebten Gegenüber, wer ich bin (Clement, 2014).

Schauen wir uns die Aspekte der Differenzierung und Verschmelzung noch etwas genauer an (Tabelle 2).

Tabelle 2: Differenzierung vs. Verschmelzung

Differenzierung	**Verschmelzung**
emotionale Verbundenheit bei hoher Individualität	Verbundenheit ohne Individualität
erfordert: selbstvalidierte Intimität	angewiesen auf: partnervalidierte Intimität

Verschmelzung ist gekennzeichnet durch Verbundenheit ohne Individualität, sie ist auf Partnervalidierung angewiesen, was bedeutet: »Ich zeige mich sexuell so, dass ich eine bestätigende Reaktion meines Partners oder meiner Partnerin erwarten kann« oder »Ich will dir gefallen«. Der Pol der Verschmelzung bedient das Balance-Prinzip (→ Tipp 82).

Indem Paare mit der Zeit sexuelle Rituale und Muster entwickeln, einigen sie sich darauf, wie sie sich sexuell begegnen, welche Praktiken sie ausüben, was für sie fantastischen, mittelmäßigen oder schlechten Sex ausmacht. Sie finden ein Verständnis darüber, welche sexuellen Wünsche sie als legitim oder unberechtigt bewerten. Sie einigen sich auf den kleinsten gemeinsamen Nenner. So weit, so gut. Wir befinden uns hier auf der positiven Seite des Balance-Prinzips. Schwierig wird es unter Umständen, wenn es dabei zu einer Verschmelzung kommt, im Zuge derer individuelle sexuelle Wünsche eines Partners oder einer Partnerin womöglich nicht mehr gelebt werden können. Dies kann zu einem Problem werden, das sich z. B. in Form von Lustlosigkeit, Erektionsschwierigkeiten oder Schmerzen beim Geschlechtsverkehr zeigt. Dann wird es Zeit, den gegensätzlichen Pol der Differenzierung in den Blick zu nehmen.

Differenzierung ist in diesem Zusammenhang gleichbedeutend mit emotionaler Verbundenheit bei hoher Individualität, was selbstvalidierte Intimität voraussetzt. Selbstvalidierung meint, sich sexuell so zu zeigen, wie es einem selbst entspricht. Dabei nimmt der Mensch eine nicht-bestätigende Reaktion des Partners oder der Partnerin in Kauf. Als Leitspruch gilt: »Ich will mir gefallen« und bedient somit das Entwicklungsprinzip (→ Tipp 82).

Ein hohes Maß an Differenzierung erfordert:

- ein klares Selbstbewusstsein bei gleichzeitiger emotionaler Nähe zu wichtigen Personen;

- ein durchlässiges Selbst, das sich auf andere bezieht, aber sich nicht durch andere definiert;
- die Fähigkeit zur eigenen Angstregulation (self-soothing), ohne den Partner oder die Partnerin zu diesem Zweck zu manipulieren;
- sich durch die Angst des oder der Partner:in nicht manipulieren zu lassen, ohne gegenüber der Person indifferent zu sein;
- die Bereitschaft, für die persönliche Entwicklung Schmerzen zu tolerieren.

Auf den Punkt gebracht:

Differenzierung bedeutet nicht, seine eigenen Interessen rücksichtslos durchzusetzen oder eine Unempfindlichkeit gegenüber Reaktionen der anderen, sondern erlaubt den Akt der Liebe und Hingabe, des Verzichts – ohne dabei das Gefühl zu haben, verschlungen zu werden, sich zu verlieren oder sich selbst untreu zu werden. Eine solche Flexibilität gibt Raum für Entwicklung auch unter schwierigen Bedingungen.

Fallbeispiel:

Tom (32 Jahre) und Alex (44 Jahre) kommen in die Paartherapie, weil beide mit ihrer Sexualität unzufrieden sind. Die Männer sind seit zehn Jahren ein Paar, haben gemeinsam ein Haus gebaut und seit drei Jahren einen Hund, der sie sehr fordert.

Alex hatte vor einiger Zeit eine schwere Depression. Mithilfe von Psychotherapie und einem Antidepressivum geht es ihm nun wieder gut. Tom betont im Erstgespräch, wie sehr er Alex liebe und ihn keinesfalls verlieren wolle, dennoch würde ihm der fehlende Sex zurzeit sehr zu schaffen machen. Wäre vielleicht auch das Öffnen der Beziehung eine Möglichkeit für die beiden?

Tom wirkt sehr unsicher und ängstlich, als er von seinen Bedürfnissen spricht. Obwohl Alex einen sehr ruhigen, selbstsicheren Eindruck auf mich macht, spricht auch er seine Unsicherheiten zum Thema Sexualität an. Sie würden als Paar nicht viel über Sex sprechen. Am Anfang hatten sie einfach welchen, der gut war und aufregend – da hat es keine Worte gebraucht. Beide wünschen sich, ihre sexuellen Bedürfnisse in der Therapie gemeinsam zu erforschen und darüber ins Gespräch zu kommen.

Tipp 85
Arbeite mit dem idealen sexuellen Szenario

Das ideale sexuelle Szenario (ISS) ist eine Intervention, die dem Konzept der Differenzierung folgt (→ Tipp 84). Die beiden Teile des Paares werden bei der Intervention dazu eingeladen, sich gegenseitig in ihren eventuell geheimen, hoch individuellen sexuellen Wünschen zu zeigen. Bei der Intervention geht es vor allem um den Prozess und weniger um das tatsächlich verfasste schriftliche Ergebnis, das die Fantasie eines idealen sexuellen Erlebens beschreibt.

Das Gespräch über die sexuellen Profile der Partner:innen (→ Tipp 83), und damit auch über die sexuelle Differenz, ist in einem Dreierschritt konzipiert. Alle drei Phasen können auf ein Paar sehr konfrontativ wirken. Wir gehen wie folgt vor.

- Schritt 1:
  Beide Partner:innen sollen unabhängig voneinander ihr ideales sexuelles Szenario entwickeln. Dadurch wird die Auseinandersetzung mit dem eigenen sexuellen Profil angeregt und vertieft. Nur selten sind sich die Menschen ihres sexuellen Profils im vollen Ausmaß bewusst, da Wünsche und Fantasien nicht immer leicht abrufbar und gut zugänglich sind.
- Schritt 2:
  In dieser Phase geht es darum, der anderen Person zu zeigen oder vorzulesen, welchen Sex sie sich konkret wünschen.
- Schritt 3:
  Nun steht die Reaktion des Gegenübers im Fokus. Wie reagiert mein:e Partner:in auf das Gehörte? Wir fragen: Welche Bedeutung hat das Mitgeteilte für die andere Person, für das Paar und für die gemeinsame Sexualität?

Wir machen das so

… und verwenden dabei gern den Wortlaut von Ulrich Clement, der diese Intervention auch entwickelt hat (Clement, 2014, S. 191):

»Stellen Sie sich vor, Sie dürfen sexuell ganz egoistisch sein und müssten auf Ihren Partner keine Rücksicht nehmen. Welchen Ablauf einer für Ihre Bedürfnisse idealen sexuellen Begegnung würden Sie am liebsten in die Tat umsetzen? Nehmen Sie sich Zeit und sorgen Sie dafür, dass Sie ungestört sind. Schreiben Sie auf ein Blatt Papier auf, mit wem Sie in welcher Situation was am liebsten tun würden. Notieren Sie, was für Sie erotisch am befriedigensten und stimmigsten wäre und was Ihre individuelle Art, Mann bzw. Frau zu sein, am besten zur Geltung bringt. Es geht nicht in erster Linie um Ihre Gefühle, sondern um die Handlungen. Wenn Sie es aufgeschrieben haben, verschließen Sie das Papier in einem Umschlag und bringen Sie es zur nächsten Sitzung mit. Zeigen Sie Ihrer Partnerin/Ihrem Partner nicht, was Sie aufgeschrieben haben und sprechen Sie auch nicht darüber. Ob Sie den Umschlag in der nächsten Sitzung öffnen oder nicht, liegt in Ihrer Entscheidung.«

Sollte sich das Paar dafür entscheiden, das ideale sexuelle Szenario (ISS) durchzuführen, wird die Aufgabe für beide verbindlich gestellt, d. h., jede:r muss bis zur Folgesitzung ein Schriftstück mitbringen, in dem das sexuelle Szenario zumindest in einigen wenigen Sätzen beschrieben wird. Natürlich gibt es Menschen, denen das Schreiben liegt und anderen weniger. Daher sollte der Auftrag so angeleitet sein, dass auch jene, die sich bei der Verschriftlichung ihrer Gedanken schwerer tun, Zuversicht fassen können, der Aufgabe sprachlich gewachsen zu sein. Gleichzeitig ist es wichtig, dass nicht nur Stichwörter mitgebracht werden, sondern ganze Sätze, die es beim Zuhören ermöglichen, ein Bild vom Gehörten zu entwickeln.

Beim ISS sind von uns Paartherapeut:innen folgende Aspekte zu beachten, damit die Intervention für das Paar wirklich hilfreich sein kann:

- Das ISS ist ein konfrontierendes therapeutisches Verfahren. Es stellt eine Aussage in den Raum, wie jemand als Mensch Sexualität leben möchte. Es ist demnach kein vages Angebot von »so könnten wir das vielleicht mal ausprobieren« sondern von »das ist die Sexualität, die mich als Person ausmacht«. Aus diesem Grund sollte die Atmosphäre beim Vorlesen ernst sein.

- Für viele Paare ist die Anweisung, »Nehmen Sie beim Entwerfen Ihres sexuellen Szenarios keine Rücksicht auf Ihre:n Partner:in«, eine irritierende Anregung, die oft im krassen Gegenteil zu den mitgebrachten Erwartungen steht. Die meisten Paare sehen die gegenseitige Rücksichtnahme beim Sex als ein hehres Gut an, das unter keinen Umständen gefährdet werden soll. Daher ist es für Paare wesentlich, zu verstehen, dass das ISS auf die Differenzierung abzielt, auf die eigenen Bedürfnisse, und dass diese leichter zugänglich sind, wenn man für die Aufgabe die Wünsche der Partnerin oder des Partners ausblendet.
- Das ISS konzentriert sich bei der Beschreibung auf das Verhalten der Personen.
- Während das Verfassen des ISS von beiden Partner:innen verbindlich zugesagt werden muss, ist das weitere Vorgehen mit den Resultaten verhandelbar. Nur weil das ISS geschrieben und mitgebracht wurde, muss es nicht auch öffentlich gemacht werden. Das Verhandeln darüber ist mindestens genauso bedeutsam wie die Auseinandersetzung und das Verschriftlichen des ISS.
- Als Therapeut:in ist es wichtig, eine neutrale Haltung einzunehmen, wenn es darum geht, ob das ISS veröffentlicht werden soll oder nicht.
- Therapeut:innen sollten diese Intervention nur dann durchführen, wenn sie sich in der Lage sehen, mögliche Spannungen, die aufgrund der Differenzierung entstehen, auch gemeinsam mit dem Paar auszuhalten.

Es gibt verschiedene Möglichkeiten, die Aufgabe in der nächsten Sitzung abzuholen und damit weiterzuarbeiten. Dabei sind folgende Leitfragen entscheidend:

- Wie wurde die Aufgabe verstanden?
  Es kann teilweise zu unglaublichen Missverständnissen führen, wie sie überhaupt aufzufassen sei. Partner:innen können die Aufgabe gleichermaßen verstehen oder missverstehen, sie durchzuführen als erträglich oder auch unerträglich erleben.
- Wurde die Aufgabe überhaupt durchgeführt?

- Wie wurde mit dem Schweigegebot bis zur Folgesitzung umgegangen?
- Wie wird mit den Vermutungen und Befürchtungen umgegangen, was der oder die Partner:in aufgeschrieben haben könnte und wie er oder sie auf das eigene ISS reagieren könnte?
- Wie wird verhandelt, ob das Szenario überhaupt offengelegt wird, wenn ja, unter welchen Bedingungen und – falls beide offenlegen – in welcher Reihenfolge?
- Wie wird mit den emotionalen Reaktionen nach der Offenlegung (oder der Entscheidung, nicht offenzulegen) umgegangen?

Auf den Punkt gebracht:

Nutze das ISS als eine intensive Möglichkeit, die Unterschiedlichkeiten der beiden sexuellen Profile für das Paar zugänglich zu machen, bzw. die Sorgen und Ängste ins Gespräch zu bringen, die eine Offenlegung noch nicht möglich machen. Leite diese Intervention nur dann an, wenn du bereit bist, mögliche Spannungen in der Paardynamik als Therapeut:in auszuhalten und zu begleiten.

Tipp 86
Erstelle ein Liebhaber:innen-Profil

Diese Intervention zielt darauf ab, den eigenen sexuellen Handlungsspielraum und das eigene Bild von sich selbst als attraktivem/attraktiver Sexualpartner:in zu erweitern. Dies soll durch die Veränderung der Aufmerksamkeit gelingen – weg vom Defizit hin zur Kompetenz als Liebhaber:in. Um diese Intervention in der Paartherapie anzuleiten, ist es wichtig, dass Klient:innen den Eindruck haben, Therapeut:innen kennen den persönlichen Leidensdruck und der oder die Partner:in kann liebevoll und wohlwollend diesem Prozess beiwohnen und eventuelle Stärken ergänzen. Idealerweise erarbeiten beide Partner:innen ihr Liebhaber:innen-Profil, sodass jede:r einmal in einer aktiv erarbeitenden und einmal in einer wohlwollend zuhörenden Position ist. Dadurch fällt es manchen Paaren auch leichter, sich dem Prozess zu öffnen (Clement, 2018).

Leitfragen, um das Profil zu erarbeiten, sind:

- Was sind Ihre positiven Besonderheiten?
- Was haben Sie besonders gut drauf?
- Was möchten Sie Ihrem Partner oder Ihrer Partnerin geben?
- Was haben Sie, um Lust zu entwickeln?
- Welche Seite Ihrer Sexualität möchten Sie stärker in den Vordergrund rücken?

Wir machen das so:[6]

»Jeder Mensch ist anders, ganz speziell. So sind wir auch als Liebhaber:in sehr individuell. Jeder Mensch hat seine Besonderheiten,

6 Wiederum angelehnt an die Anleitung von Ulrich Clement (2018, S. 58 ff.).

seine Eigenheiten – ja, auch seine Stärken, aber auch Grenzen und Begrenzungen im sexuellen Erleben. Wie sieht das denn bei Ihnen aus? Wenn Sie Ihre Stärken zusammenfassen müssten zu einem Liebhaber-Profil, was würde da drinstehen? Was steht in Ihrem Geliebten-Profil?«

Für Menschen, die sich nicht so gern zeigen und im wörtlichen Sinne »nackig machen«, kann die Frage auch vorsichtiger gestellt werden, indem Ressourcen und Defizite nebeneinanderstehen und auch so abgefragt werden:

»Was haben Sie denn gut drauf? Und was nicht so gut? Was ist denn eine besondere sexuelle Stärke von Ihnen und was nicht so?«

Klient:innen, denen es schwerfällt, auf diese Fragen eine Antwort zu finden, weil sie keine Ressourcen nennen können, darf auch folgendes Wording angeboten werden – eventuell wird dadurch ein Suchprozess an eine ressourcenreiche, sexuelle Erinnerung angestoßen:

»Denken Sie mal Ihre Zeitlinie zurück, gab es da einmal ein Erlebnis oder mehrmalige Erlebnisse, in denen Sie sich gut verwirklichen und ausdrücken konnten?«

Idealerweise achten Therapeut:innen bei der letzten Frage auch darauf, ob der oder die zuhörende Partner:in es aushalten und verwalten kann, wenn ein sexuelles Erlebnis genannt wird, bei dem er oder sie nicht beteiligt war, weil es womöglich vor dem gemeinsamen Kennenlernen stattgefunden hat.

Eine weitere Möglichkeit bei Klient:innen, die sich schwertun auf diese Frage eine Antwort zu finden, ist es, die andere Person dazu zirkulär zu befragen, falls ich die Hypothese habe, dass es zwischen den beiden schon mal zufriedenstellende Sexualität gegeben hat *und* der oder die Partner:in dieses vergangene Erleben auch wohlwollend in der aktuellen Gesprächssituation zur Verfügung stellen kann:

»Manchmal ist man so von den Problemen eingenommen, dass es schwerfällt, das Gute oder das ehemals Gelungene zu erinnern. Vielleicht kann uns Ihr:e Partner:in hier mit Erinnerungen aushelfen? *(Therapeut:in wendet sich an die andere Person.)* Denken Sie mal Ihre gemeinsame Zeitlinie zurück, tauchen da Erinnerungen auf, in denen Sie die sexuellen Stärken Ihres Partners bzw. Ihrer Partnerin entdecken konnten? Und wie würden Sie diese Stärken beschreiben?«

Tipp 87

Setze Körperübungen in der paartherapeutischen Sexualtherapie ein

Körperübungen eignen sich in allen Therapieformen generell besonders gut, um das Zusammenspiel von körperlichen, emotionalen und kommunikativen Prozessen erlebbar zu machen. Dabei folgen sie bei uns in der Paartherapie der Idee der selbstvalidierten Intimität (→ Tipp 84). Gleichzeitig ermöglichen sie es uns, den beiden Teilen des Paares das eigene Verführungspotenzial erlebbar und erotische Prozesskompetenz erfahrbar werden zu lassen, oder diese (weiter-) zu entwickeln.

Für die unterschiedlichsten Entwicklungsfelder empfehlen sich jeweils spezifische Übungen.

Entwicklungsfeld 1:
Es gilt, zu lernen, zunächst bei sich selbst Begehren zu erzeugen, Spannung auszuhalten und eigene Bedürfnisse in der körperlichen Begegnung auszudrücken und zu regulieren, um auch bei Hindernissen und Unstimmigkeiten im Spiel bleiben zu können. Folgende Übungen trainieren das:

- Einladung ohne Worte (→ Tipp 88),
- Anschleich-Übung (→ Tipp 89),
- Umarmung bis zur Entspannung (→ Tipp 90).

Entwicklungsfeld 2:
Es soll gelernt werden, bei sich selbst und der Partnerin bzw. dem Partner Sinnlichkeit und Erregung hervorzurufen. Dies wird mit den folgenden Übungen gefördert:

- Streichelübung (→ Tipp 91),
- Blickkontakt ohne Berührung (→ Tipp 92).

Entwicklungsfeld 3:
Das Paar soll unterstützt werden, sich zu synchronisieren, d. h. sich auf die andere Person einzulassen, ohne sich selbst darüber zu vergessen. Mit diesen Übungen lernen beide, sich aufeinander einzuspielen:

- Dancing Shiva (→ Tipp 93),
- Atemsynchronisation (→ Tipp 94).

Auf den Punkt gebracht:

Nutze Körperübungen, um das Verführungspotenzial und die erotischen Kompetenzen der Einzelnen und das Zusammenspiel als Paar in diesem Bereich erlebbar zu machen. Durch die Übung im Therapieraum – oder auch als Hausaufgabe – sprechen Paare nicht nur über Verführung, sondern können sie auf eine spielerische Art und Weise mit klaren Regeln erleben. In der Gewissheit, im geschützten Therapieraum mit verbindlichen Regeln zu agieren, erleben die Paare in einem sicheren Setting, wie es sich anfühlt, zu verführen oder verführt zu werden.

Tipp 88
Lass das Paar üben: Einladung ohne Worte

Bei dieser Partner:innenübung geht es darum, dass ein Teil des Paares den anderen non-verbal einlädt, sich anzunähern. Hierfür stehen die Partner:innen einander ungefähr mit zwei bis drei Metern Abstand gegenüber und blicken einander an. Das Paar darf bei der Übung nicht miteinander sprechen. Es soll ausschließlich non-verbal kommuniziert werden. Es wird vereinbart, wer zuerst die Rolle des aktiven Parts übernimmt. Jene Person, die sich einladen lassen soll, zum oder zur andere:n hinüberzugehen, wird angewiesen, dem Impuls nur dann zu folgen, wenn dieser wirklich wahrgenommen wird. Es sollte nicht aus Mitleid passieren oder um die Übung endlich zu beenden. Weitere Anweisungen oder Regeln werden nicht vereinbart. Dadurch erhöht sich bei der einladenden Person die Anspannung, das Gegenüber gewinnen zu müssen, Nähe herzustellen. In der anschließenden Reflexion sollte über die gesendeten und empfangenen Signale gesprochen werden. Was war letztendlich ausschlaggebend, der Einladung zu folgen? Welche Gesten, Bewegungen waren förderlich? Was wurde als hinderlich erlebt? Wie ist es dem einladenden Part ergangen, sich auszuprobieren und unterschiedliche Gesten zu setzen? Wie war seine Zuversicht in das Gelingen? Wo gab es Unsicherheiten? Im Anschluss an die Übung werden die Rollen getauscht und es beginnt ein neuer Durchlauf mit derselben Aufgabenstellung.

Wir machen das so:

»Ich habe da für Sie beide eine Übung im Kopf. Vielleicht mag sie zunächst etwas seltsam wirken, aber ich habe mit ihr gute Erfahrungen mit anderen Paaren gemacht, bei denen es auch oft ein wenig schwierig war, wer sich wie zum Sex einladen lässt, und dass manchmal Signale nicht erkannt oder nicht als einladend empfunden wurden. Dazu gibt es eine schöne Körperübung, die hier im Therapieraum eventuell neue Erfahrungen und Erkenntnisse bringen könnte. Darf ich die Übung mal erklären? Sind Sie neugierig? Ja? Gut.

Die Übung geht so – und wenn sie Ihnen nicht zusagt, dann können Sie das jederzeit sagen. Sie beide stellen sich hier im Raum vis-à-vis voreinander auf. Der Abstand zwischen Ihnen sollte so sein, dass Sie den ganzen Körper des anderen gut sehen können. Einer von Ihnen beginnt mit der aktiven Rolle, das Gegenüber nur durch Gesten, Mimik oder Bewegungen einzuladen, herüberzukommen. Im Anschluss tauschen wir auch, sodass jeder von Ihnen einmal einladend ist und einmal eingeladen wird. Wichtig ist dabei, dass die eingeladene Person nur dann dem Impuls folgt, hinüberzugehen, wenn sie das wirklich spürt und will. Gehen Sie nicht aus Mitleid hinüber, weil Sie sich denken, der:die Arme bemüht sich so, oder weil es schon fünf Minuten dauert und Sie das Ganze beenden wollen. Vertrauen Sie beide auf den Prozess. Wenn der Impuls, hinüberzugehen, nicht kommt, werde ich nach einer gewissen Zeit die Übung beenden.

Wie klingt das für Sie? Wollen Sie das ausprobieren? Wer möchte beginnen?«

Tipp 89
Lass das Paar üben: Anschleichübung

Diese Übung wird von Therapeut:innen manchmal auch als »Annäherung von hinten« bezeichnet. Wir haben sie im Rahmen eines Seminars von Angelika Eck kennengelernt.[7] Da das Annähern von hinten bei dieser Übung möglichst lautlos passieren soll, um dadurch die Spannung bei der anderen Person zu erhöhen, haben sich die meisten Teilnehmer:innen an ihre Partner:innen regelrecht angeschlichen. Daher scheint uns der Name »Anschleichübung« in der praktischen Umsetzung im paartherapeutischen Setting geeigneter zu sein, weil er die Art der gewünschten Annäherung besser beschreibt. Auch bei dieser Übung geht es darum, dass Paare ihr erotisches Potenzial ausbauen: Wie bewege ich meinen Körper, wenn ich mich verführerisch anschleiche? Wie fühlt sich mein Körper an, sobald ich weiß, dass sich jemand auf erotische Art und Weise an mich annähert? Wo spüre ich Spannung, wo Aufgeregtheit oder Erregung – vielleicht auch unangenehme Anspannung?

Wir machen das so:

»Ich würde mit Ihnen heute gern eine besondere Übung ausprobieren, etwas anderes als sonst. Dafür stehen wir auf und Sie beide bewegen sich im Raum. Wie klingt das? Hätten Sie Lust auf ein kleines Experiment? Soll ich es mal erklären?

Eine:r von Ihnen steht mit abgewandtem Blick an einem Ende des Raums. Die andere Person steht auf der anderen Seite des Rau-

7 Eck, A. (2016). Curriculum systemische Sexualtherapie, Modul »Männlichkeit und Weiblichkeit in der Sexualtherapie«, März 2016, Heidelberg.

mes mit dem Blick auf den Rücken des Partners oder der Partnerin. Es ist nun Aufgabe der Person, die in den Raum blickt, sich verführerisch und leise an den oder die Partner:in anzuschleichen, und zwar möglichst so, dass es spannend bleibt, wann und wo genau Sie Ihr Gegenüber beim Ankommen berühren werden. Sie beide sind angehalten, sich in der jeweiligen Position auszuprobieren und gut zu beobachten. Wichtig ist: Sie beide bekommen die Möglichkeit, beide Rollen auszuprobieren. Wir tauschen also im Anschluss an den ersten Durchgang die Rollen und wiederholen anschließend die Übung.«

Tipp 90

Lass das Paar üben: Umarmung bis zur Entspannung

Die »Umarmung bis zur Entspannung« ist eine einfache Körperübung, mit der Paare lernen können, zur Ruhe zu kommen, ihre Ängste zu regulieren und trotz des unmittelbaren Kontakts mit dem Gegenüber an sich selbst festzuhalten. Im Wechselspiel zwischen Selbstwahrnehmung und Konzentration auf das Gegenüber kann so eine intensive Verbindung mit dem oder der Partner:in entstehen.

Als vorbereitende Aufwärmübung bietet sich eine ähnliche Versuchsanordnung an, um den Differenzierungsstand zu verdeutlichen. Die Idee zu ihr stammt vom führenden amerikanischen Sexualtherapeuten David Schnarch (2016).

Auf den Punkt gebracht:

Die Körperübung »Umarmung bis zur Entspannung« eignet sich für Paare, die ihren ungezwungenen, körperlichen Kontakt zueinander verloren haben. Die eigenen Ängste und Unsicherheiten verunmöglichen aktuell ein Sich-Einlassen auf die andere Person, sodass der Fokus während der Übung zunächst bei den Defiziten, dem Ausrichten des anderen bei gleichzeitiger innerer Überzeugung, er oder sie wolle sich aus der Beziehung lösen, liegt. Durch das Konzentrieren auf die Selbst-Beruhigung und innere Balance kann das Paar die Interaktion als gemeinsames Hingleiten in eine innige Verbundenheit erleben.

Eine dreiminütige Umarmung stellt für viele Menschen eine kleine Ewigkeit dar, aber gewöhnlich dauert es mindestens so lange – manchmal jedoch auch bis zu zwanzig Minuten – bis sich eine entspannte und innige Verbundenheit aufbaut (Groinig, 2015).

Wir machen das so:

Falls Menschen in ihrer Paarbeziehung kaum oder nur selten eine harmonische und entspannte Verbundenheit erleben, werden sie bei dieser Übung vielleicht zunächst ein unruhiges, agitiertes oder kribbeliges Gefühl wahrnehmen. Wahrscheinlich sind beide Partner:innen gleichermaßen angespannt. Das kommt daher, dass sie noch darauf fokussieren, was einer echten Verbundenheit im Weg steht.

Die Auseinandersetzung mit dem eigenen Widerstand gegen die Entspannung kann das Paar im Prozess zu mehr Intimität voranbringen. Erst wenn die Partner:innen das Niveau ihrer individuellen Grundspannung reduzieren, merken sie im Rückblick, wie angestrengt sie bisher waren. Es soll bei der Übung also zunächst ein Unterschied erzeugt werden, der einen Unterschied macht: von der Anspannung zur Entspannung. Die Vorübung soll verdeutlichen, dass die Verbundenheit mit dem oder der Partner:in einen stabilen Kontakt zu sich selbst voraussetzt. Der erste Schritt muss demnach nach innen gehen, um den Kontakt mit uns selbst herzustellen:

»Stellen Sie sich einander in etwa einem halben Meter Abstand gegenüber. Legen Sie die Handflächen gegen die des Partners oder der Partnerin, mit halb angezogenen Ellbogen, sodass diese bequem seitlich am Brustkorb anliegen. Achten Sie darauf, dass Ihr Körperschwerpunkt zentriert über Ihren Füßen liegt. Entspannen Sie sich und nehmen Sie wahr, wie sich Ihre Verbindung zueinander anfühlt.

Achten Sie nun darauf, was Sie wahrnehmen, wenn Sie auf die Stabilität der Beziehung und dem Partner oder der Partnerin vertrauen. Gehen Sie langsam einen Schritt zurück und lehnen sich nach vorne. Wenn Sie noch immer sicher sind, dass gegenseitiges Stützen, Vertrauen und Verbindlichkeit die Schlüssel zu einer guten Paarbeziehung sind, dann machen Sie noch einen Schritt voneinander weg. Wie erleben Sie die Position, fühlen Sie sich noch sicher dabei? Gehen Sie beide wieder einen Schritt nach vorn, sodass sich Sie beide weiterhin Halt geben können, wie empfinden Sie diese Position?«

Wenn es gelungen ist, die eigene Entspannung zu regulieren, folgt die eigentliche Anleitung:

»Stehen Sie beide mit dem Gewicht auf beiden Füßen gut ausbalanciert. Legen Sie nun die Arme um Ihre:n Partner:in. Richten

Sie dabei die Konzentration ganz auf sich selbst. Beruhigen Sie sich durch Ihren Atem, der immer langsamer ein- und ausströmen kann. Berühren Sie sich selbst, wenn Ihnen das hilft, ruhiger zu werden.«

Manche brauchen für das Anpassen ihrer Körperhaltung offenbar eine Erlaubnis, weil sie sich unsicher sind, dass dieses Ausrichten im Interesse beider ist. Für ein Verändern der Körperhaltung bleibt so lange kein Raum, wie das Gegenüber derartige Bewegungen als persönliche Zurückweisung interpretiert. In solchen Fällen ist es hilfreich, die Übung mit folgenden Worten enger zu begleiten:

»Vielleicht wollen Sie Ihre Position etwas verändern, damit Sie sich besser entspannen können. Falls Sie womöglich beide dazu neigen, hochsensibel aufeinander zu reagieren, missdeutet der oder die Partner:in Ihre Bewegungen leicht so, dass Sie aufhören möchten. Er oder sie bricht die Umarmung dann vielleicht ab, obwohl Sie doch genau das Gegenteil wollen. Bleiben Sie in der Umarmung, beruhigen Sie sich selbst und sagen Sie sich, dass Sie nur die Position verändern, aber gern noch in der Umarmung bleiben möchten.«

Wenn Paare bei der Umarmung bis zur Entspannung eine bestimmte Stufe erreicht haben, wird es ihnen mühelos gelingen, sich auf sich selbst zu konzentrieren und dabei eine Balance zu finden. Sie sollen nicht mehr darauf fixiert sein, was im Gegenüber eventuell vor sich geht, was es denkt und ob es sich unwohl fühlt. Anstatt Nervosität nur zu unterdrücken, kann eine aufrichtige tiefe innere Ruhe einkehren.

Tipp 91
Trau dich, eine Streichelübung anzuleiten

Die Streichelübung bieten wir an, um im Therapieraum mit dem Paar auf eine nicht sexualisierte Weise an seinen Kompetenzen zu arbeiten, beim Gegenüber Sinnlichkeit und Erregung hervorzurufen. Dafür streichelt ein Teil des Paares auf unterschiedliche Arten die Innenseite des nackten Unterarms der anderen Person. Therapeut:innen leiten die Streichelarten während des Durchführens verbal an. Das Paar wird wie bei allen Übungen zunächst kurz über den Ablauf informiert und nur wenn beide zustimmen, wird die Übung umgesetzt. Auch hier kommt es nach einem ersten Durchgang zu einem Wechsel der Rollen zwischen dem aktiven und dem passiven Part.[8]

Wir machen das so:

»Wer von Ihnen beiden möchte denn gern mit dem aktiven Streicheln beginnen? Fein, Herr X, Sie beginnen mit der aktiven Rolle und Frau Z, Sie sind bereit, die Streicheleinheiten zu empfangen. Wenn es für Sie in Ordnung ist, schlage ich vor, dass Sie die Berührungen direkt auf der Haut wahrnehmen. Vielleicht streifen Sie, Frau Z, den Pullover hierfür einfach bis zum Ellbogen hoch und legen Ihren Arm bequem auf dem Oberschenkel ab. Herr X, rutschen Sie gern etwas näher, damit auch Sie beim Streicheln bequem sitzen.

Beobachten Sie bitte beide, wie es Ihnen während der Übung geht. Was empfinden Sie als angenehm, als spannend, als erregend?

8 Mündliche Mitteilung von Angelika Eck.

Beginnen Sie nun die Innenseite des Unterarms zu streicheln – aber ohne tatsächlich anzukommen, d. h., streicheln Sie zunächst nur die »Aura« des Arms. (Hierfür dem Paar eine Minute Zeit geben.)

Streicheln Sie jetzt so leicht wie eine Feder.

Streicheln Sie nun wie Sie denken, wie Ihr Gegenüber es vermutlich wollen würde.

Streicheln Sie nun so, wie Sie selbst gern streicheln würden.

Streicheln Sie nun so, wie wenn sich eine Katze gegen Ihre Hand drücken würde.

Streicheln Sie nun zum Abschluss in eher knetenden Bewegungen.

Wechseln Sie nun die Rollen.«

Im Anschluss leiten wir Therapeut:innen die Reflexion des Paares an: Wie ist es den Personen als streichelnder Part ergangen, wie als empfangender Part? Was fiel leicht? Was war herausfordernd? Natürlich können Therapeut:innen auch ihre Beobachtungen dem Paar zur Verfügung stellen.

Tipp 92
Lass das Paar üben: Blickkontakt ohne Berührung

Eine simple, aber sehr effiziente Übung in der Paartherapie besteht darin, die Partner:innen sich gegenseitig einfach für einige Zeit in die Augen schauen zu lassen. Dafür setzt sich das Paar einander in einem angemessenen, stimmigen Abstand in einer angenehmen Position gegenüber. Die Körperhaltung soll von beiden so gewählt werden, dass die Übung mindestens 15 Minuten bequem durchgehalten werden kann. Besprechen Sie mit dem Paar vorab die Länge der Übung und holen Sie sich für deren Durchführung unbedingt die Zustimmung beider Personen ab. Fünfzehn Minuten sind eine lange Zeit, den Augenkontakt aufrechtzuerhalten ohne bewusst miteinander zu kommunizieren.

Vor Beginn der Übung wird das Paar darüber informiert, dass es sich in den nächsten 15 Minuten selbst beobachten soll. Folgende Leitfragen können die Selbstreflexion unterstützen:

- Was geht mir durch den Kopf?
- Was bewegt mich?
- Was sehe ich in meinem Partner bzw. meiner Partnerin?
- Welche Regungen nehme ich an ihrem bzw. seinem Körper wahr?

Die Übung kann zur Erkundung der Beziehung zum oder zur Partner:in genutzt werden, indem sich beide Personen auf sich selbst konzentrieren, ohne die eigenen Regungen und Gefühle zu überspielen. Das Paar muss während der 15 Minuten nicht bewegungslos verharren, sondern darf sich jeweils so in seiner Sitzposition ausrichten, dass er oder sie sich wohlfühlt, z. B. dürfen die Hände in den Schoß gelegt werden oder auf das Herz. Wichtig ist nur, dass die beiden nicht miteinander sprechen und sich auch nicht berühren.

Nachdem der oder die Therapeut:in nach einer Viertelstunde den ersten Teil der Übung für beendet erklärt hat, wird das Paar gebeten, die Augen zu schließen und weiteren Fragen nachzugehen:

- Woran denke ich jetzt gerade?
- Wie fühlt sich mein Körper an?
- Welche Gefühle schieben sich gerade in den Vordergrund?
- Welche Bedürfnisse nehme ich wahr?

Laden Sie dann das Paar ein, die Erlebnisse und Erkenntnisse der Übung kurz auf einem Zettel zu notieren. Im Anschluss leiten wir als Therapeut:in den Austausch über diese Inhalte an.

Tipp 93
Lass das Paar üben: Dancing Shiva

Bei dieser Übung stehen sich zwei Personen gegenüber. Sie legen die Handflächen nicht direkt aneinander, sondern halten einen Abstand von 10 bis 15 Zentimeter dazwischen ein. Das Paar einigt sich, wer mit der aktiven Anleitung beginnt und wer folgt.

Inhalt der Übung ist, gegengleiche Körperbewegungen auszuführen. Dafür bewegt die Person, die zunächst den führenden Part übernimmt, ein Körperteil und die andere Person folgt, indem sie das gegengleiche Körperteil bewegt, d. h., streckt etwa Person A den rechten Arm nach oben, folgt Person B mit dem Anheben des linken angewinkelten Beines. Wird das linke Bein abgewinkelt nach oben gezogen, bedeutet das für das Gegenüber, den rechten Arm nach oben zu bewegen usw. So entsteht bei der Betrachtung ein Tanz der Shiva. Danach werden die Rollen getauscht.

Auf den Punkt gebracht:

Die Übung eignet sich für Paare, die einen spielerischen Umgang mit Führen und Geführtwerden erlernen möchten. Sie lädt dazu ein, auf die andere Person zu achten und sich auf eine eigene Art ihren Bewegungen anzuschließen. Es soll nicht mit demselben geantwortet werden, sondern ein Unterschied in der Bewegung entstehen, der dennoch gewissen Regeln folgt und einen differenzierten Fluss der Körperbewegungen initiiert.

Tipp 94

Lass das Paar üben: Atemsynchronisation

Synchronisation bzw. synchronisieren leitet sich aus dem Griechischen »syn« und »chronos« ab, was so viel bedeutet wie »zur selben Zeit« oder »das zeitliche aufeinander Abstimmen«.[9] Bei dieser Übung wird das Paar dazu eingeladen, seine Atmung aneinander anzupassen. Dies kann dadurch erleichtert werden, dass sich beide an den Händen halten und zunächst versuchen, den eigenen Atem ruhig werden zu lassen. In einem Wechselspiel zwischen dem Wahrnehmen des eigenen Atems und der Atmung des Gegenübers soll mit Geduld und Zuversicht der Prozess beobachtet werden, wann sich die beiden Atmungen synchronisieren. Diese Übung stärkt das emphatische Einfühlen in die andere Person und das gegenseitige Anpassen an den (Atem-)Rhythmus unterstützt das Gefühl der Verbundenheit.

Wir machen das so:

»Händchenhalten ist nicht nur etwas für frisch Verliebte oder demonstrative ›Wir sind jetzt zusammen‹-Pärchen. Einander an den Händen zu halten, kann mehr als Einigkeit demonstrieren. Wenn sich zwei zueinander bezogene Menschen die Hände geben, synchronisiert sich die Herzschlag- und Atemfrequenz – ganz von selbst. Zu diesen Ergebnissen kamen Expert:innen, nachdem sie entsprechende Versuche mit Paaren durchgeführt hatten. Ich würde Sie beide gern einladen, dies heute hier auszuprobieren. Wie klingt das für Sie?

---

9 Etymologisches Wörterbuch des Deutschen. Zugriff am 05.09.2023 unter https://www.dwds.de/wb/etymwb/Synchronisation

Setzen Sie sich für die Übung bequem hin. Wenden Sie sich zueinander und reichen Sie sich entweder beide Hände oder auch nur eine, so wie es für Sie beide angenehm ist. Schauen Sie sich dabei in die Augen. Sie müssen den Blickkontakt aber nicht die ganze Zeit halten.

Nehmen Sie zunächst einmal Ihren eigenen Atem wahr, wie er ganz von selbst, ohne dass Sie etwas dazu tun müssen, regelmäßig ein- und auch wieder ausströmt. Versuchen Sie mit jedem Atemzug mehr und mehr zu entspannen. (Anleitung pausiert hier für einige Atemzüge.) Und nun atmen Sie ganz natürlich weiter und beobachten Sie den Prozess, wie sich Ihr Atem aneinander angleicht. Spüren Sie die Berührung Ihrer Hände. Nehmen Sie sich Zeit. Seien Sie geduldig. Gut, genau so.«

Nach der Übung bieten wir als Therapeut:innen die Möglichkeit des Austauschs:

- Wie ist es den beiden gegangen, den eigenen Atem zu beruhigen?
- Wie war es, den Atem der anderen Person zu hören, zu spüren?
- Wie wurde der Prozess der Synchronisation wahrgenommen?
- War das Paar zuversichtlich?
- War eine Person oder waren beide gestresst, ob dies gelingen möge?
- Was hat die Anspannung mit dem eigenen Atem gemacht?
- Wie hat sich die Anspannung auf den Prozess ausgewirkt?
- Was ist gut gelungen?
- Was hat überrascht?

Tipp 95

Bleibe offen und neutral in Bezug auf sexuelle Orientierungen, Geschlechtsidentitäten und non-dyadische Beziehungen

Auch Paartherapie ist eingebunden in den laufenden gesellschaftlichen Wandel. In den letzten Jahrzehnten haben neue Diskurse (etwa zu Geschlecht, Gender, Queerness, etc.) auch neue Impulse für die Paartherapie gebracht: weg von der heteronormativen Eheberatung (ein Mann und eine Frau kommen in die Paartherapie) und mono-normativen Paartherapie (eine Beziehung besteht immer aus zwei Personen) hin zur deutungsoffeneren und Vielfalt bejahenden Beziehungstherapie.

Leider gibt es dennoch auch aktuell viele Paartherapeut:innen, die Monogamie und geschlechtliche Eindeutigkeit für die Norm halten und alle davon abweichenden Varianten für eine »Störung«, die in der Paartherapie eliminiert gehört. Für uns ist es selbstverständlich, dass Beziehungskonstellationen so bunt wie der Regenbogen sind, und selbstverständlich gelten alle unsere Tipps für Paartherapie unabhängig von der sexuellen Orientierung oder Geschlechtsidentität der Partner:innen.

Auf den Punkt gebracht:

Damit du als Paartherapeut:in deine Neutralität auch gegenüber allen denkbaren Beziehungskonstellationen bewahrst, erinnere dich ab und zu an Folgendes:

- Kenne deine eigene Haltung, Kultur, Geschlechtsidentität und Sexualität und damit einhergehende Begrenzungen (z. B. Ist es mir peinlich, über bestimmte homosexuelle Sexualpraktiken zu reden? Finde ich polyamore Beziehungskonstellationen überfordernd? Geht mir bei Beziehungen mit klassischer Rollenverteilung der Hut hoch?)

- Überprüfe von Zeit zu Zeit, ob sich nicht doch das eine oder andere Stereotyp oder Vorurteil in deine Landkarte eingeschlichen hat.
- Bleibe immer respektvoll und bestätigend gegenüber der Identität deines Gegenübers.
- Informiere dich über sexuelle Orientierungen und Geschlechtsidentitäten und benutze Klient:innen nicht zur Fortbildung.
- Verwende unbedingt das von der Person erwünschte Pronomen – einfach nachfragen im Zweifel!

Tipp 96
Fürchte dich nicht vor polyamorösen Konstellationen

Die sexuelle und romantische Landschaft unterzieht sich in weiten Teilen der Welt seit einigen Jahrzehnten tiefgreifenden Veränderungen. Immer mehr Menschen suchen nach neuen Modellen für Intimität. Zudem hat das Internet für eine explosionsartige Verbreitung von sexpositiven Ideen gesorgt. Und die Menschen werden auch zusehends älter. Sexuelle und emotionale Exklusivität wird in westlichen Gesellschaften daher zunehmend infrage gestellt: Etwa vierzig bis siebzig Prozent der Bevölkerung haben Erfahrungen mit nicht-einvernehmlicher Nicht-Monogamie, etwa vier bis fünf Prozent der Bevölkerung leben in einvernehmlichen nicht-monogamen Beziehungen (ENMB oder Polyamorie genannt) und etwa zwanzig bis dreißig Prozent der Bevölkerung haben irgendwann in einer ENMB gelebt (Kehlet-Lins, 2021).

Auf den Punkt gebracht:

Noch gibt es sehr wenige explizit polyfreundliche Paartherapeut:innen, der Bedarf an ihnen aber wächst.[10] Letztlich ist der Unterschied zu einer »herkömmlichen« Paartherapie gar nicht so groß. Zuallererst geht es um eine nicht wertende bzw. verurteilende Haltung, um das Wissen über Grundkonzepte und eine prinzipielle Offenheit für nicht-monogame Konstellationen. Das passt generell gut zu unserem Konzept der Neutralität (→ Tipp 5). Wir haben uns bezüglich

10 Das Wort »Paartherapie« könnte auch den falschen Anschein erwecken, dass es nur eine Möglichkeit gibt, Beziehung zu leben: zu zweit.

der Arbeit mit polyfreundlichen Paarbeziehungen viel Sicherheit bei Karina Kehlet-Lins geholt (2021).

Den meisten Paaren, die polyamor leben, geht es gut damit, aber sie haben möglicherweise andere Themen, die belasten (z. B. wiederkehrende Konflikte). Wenn explizit Beratung zu Polyamorie gesucht wird, stehen meist Fragen im Fokus, wie mit Erwartungen der Umwelt, mit Unsicherheiten, Rollenkonflikten sowie der Erforschung von Neuland umgegangen werden soll. Dies fällt alles unter normales paartherapeutisches Verhandeln. Häufig kommt ein bis dato monogam lebendes Paar, das sich an neue Möglichkeiten herantasten will, in die Beratung. Hier ist von uns Therapeut:innen eine neutrale Haltung gefragt: »Ich weiß nicht, was das Beste für euch ist, aber ich helfe euch gern, es herauszufinden.« Wesentlich ist, im therapeutischen Setting eine Atmosphäre zu schaffen, in der vom Paar in aller Ruhe autonome Entscheidungen getroffen werden können. Vor allem wenn ein:e Partner:in aus einem bisher monogam lebenden Paar zum ersten Mal die Frage der Nicht-Monogamie zur Sprache bringt, stehen schnell Themen zur Disposition, die bis dahin selbstverständlich waren, z. B.:

- Zeit und Ressourcen (Wer bekommt wie viel Zeit, Geld …),
- (Safer) Sex (Welche Art von Sex ist akzeptabel?),
- Enthüllung (Wer erzählt wem was?),
- Umgang mit den dritten Partner:innen (Wie werden »die Neuen« sozial integriert?),
- Raumnutzung (Hat jede Person ein eigenes Bett?),
- Vetomacht (Darf man Nein zur Partner:innenwahl sagen?).

Typische emotionale Knackpunkte bei Beginn einer neuen polyamoren Beziehungsphase sind:

- Als Paar zu überlegen, ob man nur mit dem Gedanken einer offenen Partnerschaft spielen oder diese Idee auch umsetzen will.
- Wachstumsschmerzen zu erleben, keine exklusiven Ansprüche an die andere Person mehr zu haben und diese nun mit Dritten teilen zu müssen.
- Zu tolerieren, falls zunächst Eifersucht, überkommenes Besitzdenken an der anderen Person und falsche Rücksicht regieren.
- Die Grenzen zu verhandeln und zu definieren, was beiden erlaubt ist, mit Dritten zu erleben, und was nicht.

- Festzulegen, wie schnell die neue Beziehungsphase beginnen soll und wie intensiv sie gleich beim Start gelebt werden darf.
- Gemeinsam zu vereinbaren, was passiert, wenn ein Teil des Paares eifersüchtig auf die dritte Person und die Beziehung zu ihr ist.
- Zu überlegen, welche Ausstiegsszenarien es aus der polyamoren Phase geben könnte, sollte eine:r nicht mehr können oder wollen.

Wenn mehrere Personen einer polyamorösen Beziehungskonstellation sich zur Therapie bei uns einfinden, gilt es für uns Therapeut:innen, besonders genau bei der Auftragsklärung zu sein: Wer will hier was? Ein prinzipiell gut funktionierendes polyamoröses System darf zu Beginn gern mit allen Partner:innen zu uns kommen. Sollte ich als Therapeut:in Sorgen haben, dass Grenzverletzungen in den polyamoren Beziehungen passiert sind oder Kommunikationsprobleme bestehen, ist es sinnvoll, mit der Person bzw. dem Paar zu beginnen, von der oder dem der Auftrag an uns herangetragen wurde. Im Verlauf der Therapie weitere Personen einzuladen, ist immer möglich.

Meist aber meldet sich ein Paar bei uns und es stellt sich im Erstgespräch heraus, dass die beiden nicht (mehr) monogam leben (wollen).

Tipp 97
Finde ein gutes Ende – wie du Paare wieder loswirst

Obwohl die Wahrscheinlichkeit eines vorzeitigen Therapieabbruches in der Paartherapie leicht erhöht ist, gibt es doch genügend Paare, deren paartherapeutische Begleitung irgendwann an ein natürliches Ende kommt, ganz einfach, weil das vereinbarte Ziel erreicht wurde.

An dieser Stelle ein kleiner Reminder, welche Ziele es geben kann (→ Tipp 14):

- Clearing-Aufträge (Helfen Sie uns, herauszufinden, ob wir überhaupt noch ein Paar sein wollen oder ob Trennung nicht die bessere Option ist.),
- Verbesserungs-Aufträge (Helfen Sie uns, die Beziehungsqualität zu verbessern.),
- Lern-Aufträge (Helfen Sie uns, anders mit Konflikten umzugehen.),
- Erkundungs-Aufträge (Helfen Sie uns, herauszufinden, wie unsere Sexualität wieder lustvoll werden kann.),
- Erkenntnis-Aufträge (Helfen Sie uns, aufzudecken, warum wir immer wieder in dieselben Fallen tappen.)

Auf den Punkt gebracht:

Überprüfe für dich und mit dem Paar laufend den Therapieerfolg. Wenn ein Therapieprozess schon seit mindestens zwei Sitzungen gut läuft, d. h. im Sinne des Auftrages, dann ist es Zeit, das Ende der Therapie anzusprechen.

Wir machen das so:

- Wir evaluieren den Auftrag und definieren gegebenenfalls ein Restanliegen: »Es war ja Ihr Anliegen, dass … Auf einer Skala von 0 bis 10, wie gut wurde das schon erreicht?«
- Wir beobachten eine Stabilisierung in der Paarbeziehung, die wir noch ein Stück weit begleiten können: »Angenommen, es läuft weiterhin so gut, wie oft müssten wir einander dann noch treffen?«
- Wir vermitteln dem Paar Vertrauen in die Nachhaltigkeit der bereits geleisteten Veränderungen: »Wie lange müsste es so (gut) laufen, damit Sie sicher sein können, dass sich etwas geändert hat?« Hier bietet es sich an, einen Beobachtungszeitraum zu definieren und an dessen Ende eine letzte Stunde zu vereinbaren.
- Wir fragen das Paar, was es benötigt, um die Therapie zu beenden: »Was fehlt aus Ihrer Sicht noch, damit Sie keine Paartherapie mehr brauchen? Wie kann ich Ihnen helfen, mich wieder loszuwerden?«

Je nachdem, welche Antworten kommen, kannst du entweder den Auftrag fertig abarbeiten, die Stabilisierungsphase noch eine Zeit lang begleiten oder bereits eine Abschlussstunde vereinbaren.

Bitte beachte, dass es mitunter auch Paare gibt, die nicht abschließen wollen. Sei dir daher immer bewusst, dass Paartherapie nur eine temporäre Begleitung und keine »Dauermedikation« für eine Beziehung sein kann. Gelingt dieser Blick nicht, trägt man im schlimmsten Fall die Mitverantwortung für eine Chronifizierung des Unglücks.

Tipp 98
Gestalte die letzte Stunde bewusst

Ist der paartherapeutische Prozess gut gelaufen, kommt sie irgend wann doch: die letzte Stunde. Um den Kreis gut zu schließen und eine gelungene Verabschiedung zu schaffen, gibt es ein paar Must-haves, die auf jeden Fall in dieser Abschlusssequenz Platz finden sollten:

- Der Auftrag sollte erneut evaluiert werden: Was genau war hier das Ziel? Was genau ist gelungen? Was ist jetzt besser?
- Es sollte gemeinsam zurückgeschaut werden: Wie war der Prozess? Was war besonders hilfreich? Was war »merk-würdig«?
- Würdige als Profi das Erreichte und verteile Komplimente an das Paar.
- Sorge für Nachhaltigkeit des Erreichten, indem du beim Paar durch gezielte Fragen ein Lernen 2. Ordnung herstellst: Was wissen und können die beiden jetzt, was ihnen bei einer Engführung in der Zukunft helfen wird, von ganz allein in die grüne Zone zu kommen?
- Gib dem Paar Raum für letzte Worte: »Was muss oder mag hier noch gesagt oder gehört werden, damit wir dieses Setting gut auflösen können?«

Darüber hinaus kannst du alle Arten von Fragen, Interventionen oder Abschiedsritualen (→ Tipp 75) anbieten, mit denen du gern arbeitest, z. B. indem …

- du das Paar den Erfolg konkretisieren lässt: Was hat A aus Ihrer Sicht zum Gelingen beigetragen? Was haben Sie über B gelernt in dieser Zeit? Wer im Umfeld merkt die Veränderungen bei Ihnen?

Welche Art von Beziehung haben Sie jetzt im Vergleich zu vorher? Usw.

- du den Prozess anhand einer Timeline visualisierst, von Beginn der Paartherapie bis heute, inklusive der guten Zukunft: Was ist wo gelungen, wo gab es Hürden, was waren heikle Momente?
- du das Paar fragst, wie es den Erfolg aufrechterhalten will: »Wie wollen Sie die Beziehung absichtlich pflegen? Planen Sie regelmäßige Updates etc.?
- du Flipchart-Papiere übergibst, die im Verlauf des therapeutischen Prozesses erstellt wurden. Manche Paare möchten gern etwas damit machen, z. B. verbrennen und die Asche als Dünger für eine junge Pflanze verwenden oder so.

Auf den Punkt gebracht:

Wesentlich ist am Ende der Therapie, dass nichts offengeblieben ist (keine Fragen, keine Themen, keine Ärgernisse, keine Irritationen) und alle Beteiligten das therapeutische Setting freiwillig und bewusst beenden können.

Tipp 99
Behalte den Überblick – systemische Paartherapie in aller Kürze

Wenn es etwas gibt, das du nach der Lektüre dieses Buches verinnerlicht haben solltest, dann sind das die folgenden Leitideen. Sie dienen uns auch nach Jahren des Arbeitens immer noch als innere Landkarte und als Richtschnur zur Steuerung des paartherapeutischen Prozesses. Wir haben sie uns auf einem Spickzettel notiert und halten sie in unserer professionellen Arbeit als Paartherapeutinnen stets parat.

Auf den Punkt gebracht:

Bastle dir einen kleinen Spickzettel mit deinem eigenen roten Faden (→ Tipp 20), foliere ihn und nimm ihn zur Hand, wenn du Paarsitzungen vorbereitest bzw. durchführst. Auf unserem Spickzettel haben wir festgehalten:

- Überprüfe regelmäßig deine Haltung! (Wie neutral bist du? Etc.)
- Investiere viel Aufmerksamkeit in ein sauberes Erstgespräch (→ Tipp 18).
- Entspanne dich beim Erstgespräch. Der Output des Termins ist vor allem eine Entscheidungsgrundlage für alle Beteiligten.
- Exploriere in weiterer Folge des therapeutischen Prozesses zunächst den Problemkontext und die entsprechenden Erklärungsmodelle der Partner:innen, vergiss dabei die Ressourcen nicht.
- Versuche dann das Problem zu kontextualisieren bzw. zu normalisieren (→ Tipps 21 und 22).
- Wenn das nicht reicht, versuche, das Muster zu erkennen und zu unterbrechen (→ Tipp 24 ff.).
- Wenn das nicht zufriedenstellend ist, mache die Persönlichkeitsanteile sichtbar (→ Tipps 50–52).

- Wenn das nicht genügt, versuche, die biografischen Muster und inneren Kinder zum Vorschein zu bringen (→ Tipps 55–57).
- Wenn das noch keine Bewegung bringt, stelle die Liebesbeziehung infrage und biete vielleicht sogar Trennungsbegleitung an (→ Tipps 70–75).
- Und ganz generell: Erinnere dich immer daran, dass du niemals mehr Veränderung anstreben solltest als das Paar selbst.

Tipp 99 ½
Denke an dich – never forget to smile

Das Wichtigste zum Schluss: Die Person, der es im Therapieraum am besten gehen muss, bist immer du! Beachte dafür, dass du nur Interventionen wählst, die sich für dich stimmig anfühlen. Achte gut auf deine Ressourcen. Setze dich und dein Wohlergehen in jeder Situation an die erste Stelle. Überlege von Zeit zu Zeit, wie du arbeiten möchtest, damit Paartherapie für dich eine Freude ist und bleibt.

Wir wünschen dir alles Gute bei der Arbeit mit Paaren und freuen uns über Feedback unter: feedback@paarcurriculum.com

Ein prototypisches Fallbeispiel – statt eines Schlusswortes

Wir haben sehr lange überlegt, was wir an das Ende dieses Buches stellen möchten. Die Antwort war immer dieselbe: Eigentlich ist alles gesagt (also kein Ende nötig). Gleichzeitig schien es logisch, dem Vorwort auch ein Schlusswort gegenüberzustellen. Es dauerte einige Zeit, bis uns die Lösung einfiel, mit einer prototypischen Fallgeschichte zu schließen. Unser Fallbeispiel ist natürlich anonymisiert und so verfremdet, dass ein Rückschluss auf das Paar weder für Dritte noch für das Paar selbst möglich ist. Verschwiegenheit und Anonymität sind in der psychotherapeutischen Paartherapie ein hohes Gut, das wir wahren möchten. In dem Fallbeispiel ist veranschaulicht, wie zahlreiche Tipps zum Gelingen des paartherapeutischen Prozesses beitragen, so möchten wir das bis hierher Gelesene ankern.

Fallbeispiel:

Erstkontakt

Angelika (41 Jahre) meldet sich telefonisch bei der Paartherapeutin, um einen Termin für ein Erstgespräch für eine Paartherapie zu vereinbaren. Sie erzählt, dass es in letzter Zeit zu vielen Konflikten zwischen ihr und ihrem Mann, Thomas (43 Jahre), käme, die beide sehr belasten würden. Sie hätten bisher eine sehr harmonische Beziehung geführt und kaum gestritten. Die häufigen Eskalationen in jüngster Zeit bereiten ihnen beiden große Sorgen und kosten Kraft. Daran müsse sich dringend etwas ändern. Ihr Mann sitze während des Telefongesprächs neben ihr und sie würden sich freuen, könne gleich nach einem gemeinsamen Termin gesucht werden. Da beide im Homeoffice arbeiten, seien sie flexibel und ein Vormittagstermin wäre günstig, da zu dieser Zeit beide Kinder durch Schule und Kindergarten betreut würden. Die Paartherapeutin bittet, den Handylautsprecher auf laut zu stellen, sodass zu dritt erste wichtige Daten erhoben werden können und gemeinsam ein Termin gefunden wird. Die Paartherapeutin fragt nach den beiden vollständigen Namen und nach dem Alter der beiden. Sie klärt kurz über die ersten Rahmenbedingungen auf, nämlich dass für das Erstgespräch 90 Minuten vorgesehen sind und nennt auch ihr dafür anfallendes Honorar. Sie notiert sich beide Handynummern des Paares für den Fall, dass von ihrer Seite der Termin verschoben werden müsse, und bittet auch das Paar, sich rechtzeitig zu melden, wenn es den Termin nicht einhalten könne. Thomas fragt nach, ob der Termin gleich zu dritt stattfindet. Er habe von einem Arbeitskollegen gehört, dass dieser zuerst ein Einzelgespräch geführt habe mit einem Therapeuten, bevor es zur Paartherapie kam. Die Therapeutin erklärt, dass Einzelgespräche mit einem Partner oder einer Partnerin, die einer beabsichtigten Paar- oder Beziehungstherapie vorausgehen, eher ungünstig seien aus ihrer Erfahrung. Dadurch entstünde bei einem Teil des Paares eine Art Vorsprung, der für die Partner:innen ungleiche Voraussetzungen schaffe und für den oder die später dazukommende Person meist schwierig sei. Thomas erwidert, das könne er gut nachvollziehen. Angelika wirft ein, dass sie einen gemeinsamen Start auch besser finden würde. Danach gelingt es unkompliziert, zu dritt ein gemeinsames Zeitfenster für das Erstgespräch zu finden. Der zweite Vorschlag passt für Angelika und Thomas und so vereinbaren alle einen Termin für eine Doppelstunde ca. 14 Tage später.

Erstgespräch

Zum Erstgespräch trifft Thomas als Erstes in der Praxis ein und erklärt, dass Angelika bei einem Arzttermin aufgehalten worden sei und sich ein paar Minuten verspäten würde. Die Therapeutin bittet Thomas, im Wartebereich Platz zu nehmen und die Zeit zu nutzen, das Stammdatenblatt auszufüllen. Sie informiert freundlich, dass das Paargespräch erst dann starten kann, wenn auch seine Frau da ist. Thomas nickt. Mit der angekündigten Verspätung trifft auch Angelika ein. Sie wirkt sehr hektisch und entschuldigt sich bei Thomas und der Therapeutin mehrmals für ihr Zuspätkommen. Die Therapeutin bittet beide in den Therapieraum und beruhigt Angelikas schlechtes Gewissen, dass die kurze Wartezeit für organisatorische Belange gut genutzt werden konnte und ihr Mann die Rechnungs- und E-Mail-Adressen sowie Geburtsdaten angegeben hätte, alles Dinge, die für die Dokumentation notwendig seien und sonst am Beginn gemeinsam besprochen würden. Nach dieser Erklärung bittet die Therapeutin das Paar, sich einen guten Platz im Raum auszusuchen. Es gibt ein großes Sofa und einen Einzelsessel zur Auswahl, neben dem Sessel der Therapeutin, der durch ein Schreibbrett, das auf ihm liegt, als besetzt markiert ist.

Die Therapeutin beobachtet, wie Thomas und Angelika das Sofa wählen, auf dem sie gemeinsam Platz nehmen. Sie sitzen eng nebeneinander und Angelika legt ihre Hand auf Thomas' Bein. Er greift nach ihrer Hand und lässt seine auf der ihren ruhen. Erste Hypothesen gehen der Therapeutin durch den Kopf: Womöglich sind beide aufgeregt und unsicher. Womöglich versuchen sie, sich gegenseitig Halt zu geben.

Zunächst ist es der Therapeutin wichtig, die Rahmenbedingungen für Paartherapie im Allgemeinen und für diese erste Einheit zu klären. Denn das gibt dem Paar gleich Sicherheit und einen Ausblick, wie die Stunde ablaufen wird. Oft führt dies schon zu einer ersten kleinen Entspannung. Sie bespricht nochmals, dass das Erstgespräch etwa neunzig Minuten dauern wird und zum Ziel hat, sich gegenseitig kennenzulernen. Die Therapeutin werde die Stunde nutzen, um eine erste Idee über das Problem und das Anliegen des Paares zu erhalten, gemeinsam werden sie auch überlegen, was das Paar gern ändern möchte und welches Ziel die Gespräche haben sollen. Der Fokus sei heute vor allem darauf gerichtet, ob Paartherapie für beide als hilfreich erlebt wird.

Das Paar wird anschließend von der Therapeutin dazu eingeladen, sein Bauchgefühl zu aktivieren, d. h. darauf zu achten, ob sich jede:r ausreichend verstanden und wohlfühlt und sich nach der Sitzung gemeinsam auszutauschen. Es sei wichtig, dass die Chemie in therapeutischen Beziehungen stimme, gäbe es Vorbehalte von einem der beiden gegen die Therapeutin, dann lohne es sich, bei einem Kollegen oder einer Kollegin ein weiteres Erstgespräch zur Erprobung zu vereinbaren.

Danach erklärt die Therapeutin, dass sie sich stets bemühe, beiden Personen die gleiche Aufmerksamkeit zu schenken und sich in beide Sichtweisen gleichermaßen einzufühlen. Dabei würde sie immer versuchen, eine allparteiliche Position zu bewahren, d. h. niemanden zu bevorzugen oder zu benachteiligen. Sollte jemand von den beiden dennoch das Gefühl haben, genau das würde passieren, bittet sie um Unterstützung, dass ihr dies rückgemeldet wird. Angelika und Thomas nicken und hören weiterhin aufmerksam zu, als die Therapeutin über ein weiteres ihr wichtiges Thema spricht. Sie betont, dass es für systemische Paartherapie wesentlich sei, dass es keine Geheimnisse zwischen ihr und einem der beiden Personen geben dürfe. Wir nutzen dafür die englische Phrase »Open Secret Policy«. »Denn stellen Sie sich vor, Thomas«, sie wendet den Blick zu ihm und setzt fort, »mir würde Angelika etwas im Vertrauen erzählen, aber Sie wüssten nichts davon. Oder stellen Sie sich vor, Angelika, Thomas würde mir eine E-Mail schreiben mit weitreichenden Infos, die ich aber an Sie nicht weitergeben darf. Wie würde sich das für Sie beide anfühlen? Wie könnten Sie mir beide vertrauen, dass ich immer in Ihrer beider Interesse handle?«

Die Therapeutin erklärt, dass Sie deshalb, sollten ihr Geheimnisse anvertraut werden, diese in der nächsten Sitzung öffentlich machen würde – ohne Ausnahme. Das Paar nickt und meint, dass es das gut fände, auch wenn sie nicht davon ausgehen, dass dies für sie jemals Thema werden würde.

Nachdem die Therapeutin die grundlegenden Spielregeln der gemeinsamen Arbeit erklärt hat, erfragt sie die ersten Eckdaten der beiden. Thomas ist 43 Jahre alt. Er arbeitet in einem großen Bankkonzern und hat vor einem halben Jahr die Leitung einer großen Abteilung übernommen. Er sei überglücklich im neuen Job, der ihm aber zurzeit noch viel Energie abverlange. Angelika ist 41 Jahre alt. Sie hat soziale Arbeit an einer Fachhochschule studiert und arbeitet in einer großen NGO vor allem im strategischen Bereich. Seit der Pandemie sei sie nur mehr im Homeoffice und nur für große Besprechungen vor Ort. Das Paar ist seit 13 Jahren verheiratet und seit 15 Jahren in einer Beziehung. Gemeinsam mit ihren beiden Kindern leben sie in einer schönen Vierzimmerwohnung, die sie zusammen gekauft haben. Ihr Sohn Noah ist zwölf Jahre alt. Er kam mit einer seltenen Erkrankung auf die Welt. Als er klein war, habe es deshalb viele Krankenhausaufenthalte und Operationen gegeben, nun sei er aber stabil und habe sich gut entwickelt. Noahs Erkrankung habe dazu geführt, dass sich das Paar erst viel später für ein zweites Kind entschieden habe. Tochter Luise ist nun fünf Jahre alt und geht in den Kindergarten. Sie wird als ruhiges Mädchen beschrieben. Die beiden erzählen abwechselnd und die erste Anspannung fällt von ihnen ab. Auch Angelika wirkt nun ruhiger und löst, während sie erzählt, ihre Hand aus der von Thomas, um zu gestikulieren.

In einem nächsten Schritt erfragt die Therapeutin, wer die Entscheidung getroffen habe, Paartherapie in Anspruch zu nehmen, um die Motivationslage beider gut einschätzen zu können. Denn es mache einen Unterschied, ob dieses Gespräch der Wunsch beider war oder sich eine Person hat überreden lassen oder gar unter starken Druck gesetzt wurde, mitzukommen. Angelika und Thomas erzählen, dass Thomas als Erster die Idee aufgebracht habe. Er habe einen Arbeitskollegen, der in einer tiefen Krise steckte und ihm anvertraut habe, dass er nun mit seiner Lebensgefährtin zur Paartherapie gehe. Die Gespräche würden ihm mehr Klarheit bringen, was tatsächlich hinter den Streitigkeiten stehe. Sie würden einander nun wieder besser verstehen. Als Thomas Angelika davon erzählt habe, war diese zunächst skeptisch, ob sie beide wirklich eine dritte Person bräuchten, um einen Weg aus ihrer Misere zu finden. Gemeinsam hätten sie darüber immer wieder gesprochen und dann gemeinsam entschieden, dem »Experiment Paartherapie« eine Chance zu geben. Sie hätten daraufhin zusammen gegoogelt und eine Paartherapeutin in der Nähe ihrer Wohnung gesucht. Es sei ihnen wichtig, dass die Praxisräume leicht erreichbar seien. Außerdem wollten sie eine Therapeutin, die etwas älter ist als sie beide – und ja, eine Frau war auch eine Priorität für Thomas, der sich bei Frauen im Gespräch leichter öffnen könne.

»Welche Idee steckt dahinter, dieses Experiment zu starten?«, fragt die Therapeutin die beiden und nimmt dabei bewusst den Wortlaut und die Beschreibung des Paares auf. Beide sind anscheinend noch unsicher, ob diese Form der Gespräche tatsächlich hilfreich sein kann. Ein Experiment ist ein Versuch, dessen Ausgang unsicher ist. »Gibt es Wünsche oder Ideen, welche Prozesse oder Ergebnisse das Experiment zum Vorschein bringen soll?«, versucht die Therapeutin das Anliegen des Paares zu erkunden.

Diesmal beginnt Angelika mit der Antwort, in der sie beschreibt, dass sie hoffe, dass die Streitigkeiten mit der Paartherapie ein Ende nehmen würden. Sie finde die häufigen Konflikte, die sie beide seit einiger Zeit erleben, als belastend. So kenne sie ihren Partner gar nicht. Sie nehme ihn als echten »Streithansl« war. Früher wäre er viel gelassener gewesen und auch sie hätte sich nicht so leicht aus der Reserve locken lassen. Thomas blickt Angelika erstaunt an, als sie das Wort »Streithansl« in den Mund nimmt, und erklärt, so würde er sich nicht sehen. Er habe eher das Gefühl, er reagiere auf ihre gebetsmühlenartig wiederkehrenden Beschwerden irgendwann mit Empörung. Er reagiere also nur. Aber auch er wolle, dass wieder mehr Harmonie und Konstruktivität in die Gespräche einkehre.

Die Therapeutin nützt die Beschreibung der beiden, um hier erstmalig die Idee eines in der Paarinteraktion erzeugten und erlebten Musters zu etablieren, indem sie dies ausspricht und normalisiert. »Wenn ich Ihnen beiden zuhöre, entsteht bei mir der Eindruck, sie erleben beide ein wiederkehrendes Muster, wobei niemandem klar ist, wer eigentlich beginnt und wer nur reagiert. Das ist bei vielen Paaren so. Sie befinden sich in einem Teufelskreis, der sich von Ihnen allein nicht mehr unterbrechen lässt.« Als die beiden bestätigend nicken, geht die Therapeutin weiter in der Exploration der Erwartungen an die Gespräche. Welche Hoffnungen setzen Angelika und Thomas in die begleiteten Gespräche? Sieht das Paar die Therapie als letzten Ausweg (entweder es klappt nun hier oder wir trennen uns)? Oder werden der Therapeutin Wunderkräfte unterstellt (wir geben Ihnen unser Problem und Sie zaubern daraus eine Lösung)?

Angelika rutscht bei diesen beiden Fragen noch ein Stückchen näher an Thomas heran. Sie habe große Angst, Thomas zu verlieren, gesteht sie. Für Angelika bedeute ihre Beziehung alles. Wenn das hier nicht klappe, wäre das zwar enttäuschend, aber für sie kein Grund, die Beziehung generell infrage zu stellen. Auch Thomas meint, er habe noch nie an Trennung gedacht – aber er spüre einfach, dass sie Hilfe brauchen würden, um das Gute in ihrer Beziehung wieder mehr in den Vordergrund zu rücken und sich aus dem alltäglichen Hickhack zu befreien. Angelikas Körper entspannt sich sichtlich, nachdem Thomas das ausgesprochen hat. Die Therapeutin nimmt diese Beobachtung auf und gibt sie vorsichtig zurück. »Es scheint Sie zu erleichtern, dass auch Thomas nicht an eine Trennung denkt.« Angelika nickt: »Ja, das ist gut zu hören.« Thomas streichelt ihre Hand. »Mir war gar nicht bewusst, dass du dir darum Sorgen gemacht hast«, sagt er betroffen. »Es ist mir aber trotzdem wichtig, dass wir etwas ändern in unserem Umgang miteinander. Auch wenn ich mir ein Leben ohne dich nicht vorstellen kann, möchte ich es nicht in dieser Art und Weise fortsetzen.« Angelika schließt kurz die Augen und nickt wieder. Sehr leise fügt sie dann hinzu: »Ja, das verstehe ich. So will ich das auch nicht weiterhin haben. Ich weiß, wir können das besser.«

Das Paar erzählt auf die Frage nach besseren Zeiten, dass es eigentlich bis zum Ausbruch der Pandemie kaum Streit zwischen ihnen beiden gegeben hätte. Sie konnten früher gut miteinander reden, Schwierigkeiten als gemeinsame Herausforderung sehen, die sie auch zusammen lösen wollten. Seit etwa zwei Jahren sei das Gesprächsklima zwischen ihnen aber immer eisiger geworden. Sie erzählen, dass es im ersten Lockdown und in den darauffolgenden Monaten, als der Kindergarten und die Schule geschlossen waren und sie beide im Homeoffice gearbeitet hätten, zu massiven Konflikten gekommen sei. Beide hätten sich mit der Situation überfordert gefühlt. Sie hätten versucht, sich in der Kinderbetreuung abzuwechseln, aber Angelika hätte das Gefühl gehabt, sie habe häufiger zurückstecken müssen als Thomas. Dieser habe sich zwar jedes Mal dafür bei ihr bedankt, ohne aber an seinem Arbeitsverhalten am Folgetag etwas zu verändern. Seit seiner Beförderung sei es nun ganz schlimm. Angelika hat das Gefühl, sie müsse neben ihrem Vollzeitjob den Haushalt und die Kinder nun allein managen. Thomas fügt an, er sehe das nicht so. Er würde mit Noah alle Schulaufgaben erledigen und habe sich um eine Reinigungskraft gekümmert, die zweimal die Woche für vier Stunden zu ihnen käme, um zu putzen und zu kochen. Am Samstag erledige er meist einen großen Wocheneinkauf, den er akribisch auf Basis eines von ihm erstellten Speiseplans plane. Er verstehe nicht, weshalb seine Frau nicht sehe, wie sehr er sich bemühe. Mehr ginge einfach nicht. Den Leitungsjob anzunehmen, sei eine gemeinsame Entscheidung gewesen. Angelika bringt nun ein weiteres Thema ins Spiel. Sie leide sehr unter Thomas' Vorwürfen, dass es kaum mehr zu Intimität zwischen ihnen beiden käme. Er vermisse das Kuscheln und den Sex. Sie fühle sich aber nach der ganzen Arbeitslast und den gefühlt tausend Dingen, die sie auf ihrer imaginären To-do-Liste stehen habe, einfach nicht mehr in Stimmung, sich »erotisch zu betätigen«. Während Angelika das sagt, rutscht sie ein Stückchen von Thomas weg. Sie zeigt auch mit ihrem Körper, dass sie sich distanziert. Die Therapeutin kann erkennen, wie sich die Spannung zwischen den beiden nun nicht nur im Narrativ zeigt, sondern auch atmosphärisch greifbar wird. Ihr ist bewusst, dass sie nun achtsam sein muss, das erzeugte Muster der beiden – nämlich Vorwürfe und Rechtfertigungen – rechtzeitig zu unterbrechen, damit die beiden sich nicht zu sehr von Affekten der Frustration und dem Gefühl von Unverständnis überfluten lassen, weil das die Arbeit an einem gemeinsamen Ziel und einer Lösung erschweren würde.

Die Therapeutin fasst kurz die unterschiedlichen Sichtweisen von Angelika und Thomas zusammen. Habe sie es richtig verstanden, dass beide erst in den letzten zwei Jahren das Zusammenleben als schwierig erleben würden. Und Angelika das Gefühl habe, sie müsse mehr zum Familienmanagement beitragen als Thomas. Thomas fühle seinen Teil der Unterstützung als nicht ausreichend anerkannt. Parallel dazu klage Thomas über das Fehlen von zu wenig Zärtlichkeit und Sexualität, die Angelika aufgrund der Belastung derzeit nicht geben könne. Beide nicken und wollen ansetzen, weiter auszuführen, was alles noch schwierig und strittig ist. Die Therapeutin unterbricht das Paar: »Ich denke, ich habe fürs Erste einen guten Einblick erhalten, was für Sie beide gerade belastend ist. Gern würde ich mit Ihnen die verbleibende Zeit noch nutzen, um zu besprechen, was Sie gern verändern würden und wie die Paartherapie Sie dabei unterstützen kann.«

Angelika und Thomas können sich auf die Suche nach gemeinsamen Zielen einlassen. Die Therapeutin lenkt immer wieder den Fokus des Gesprächs dorthin, wenn eine:r der beiden in eine erneute Problemerzählung abzugleiten droht. Angelika wünscht sich mehr Zeit mit Thomas als Paar. Damit meint sie Abende zu zweit und Unternehmungen ohne die Kinder. Sie denke, dass tiefgehende Gespräche und gemeinsame Erlebnisse sie einander wieder näherbrächte. Dadurch erhoffe sie sich auch wieder mehr körperliche Anziehungskraft. Außerdem wünsche sie sich mehr Anerkennung für das, was sie als Frau und Mutter leiste. Thomas stimmt hier gleich ein, denn auch er wünsche sich mehr Anerkennung für das, was er als Mann und Vater leiste. Und er wünsche sich wieder mehr Leichtigkeit und Lachen mit Angelika. Das Paar will die Paartherapie dafür nutzen, um sich selbst und die andere Person wieder besser zu verstehen. Sie möchten herausfinden, was es braucht, um einander wieder wohlgesonnen zu begegnen, sodass auch wieder mehr Lust aufeinander entstehen kann.

Die Therapeutin gibt den beiden als Abschluss für das Erstgespräch eine kleine Aufgabe mit nach Hause. Angelika und Thomas sollen beobachten, wann sie voneinander Anerkennung erhalten, sich eine entsprechende kurze Notiz machen und diese zum nächsten Gespräch mitbringen. Die Therapeutin empfiehlt dem Paar, gemeinsam zu besprechen, ob sie nach diesem Erstgespräch wiederkommen wollen, um die Paartherapie fortzusetzen, oder ob wer oder etwas anderes ausprobiert werden soll.

Am Folgetag melden sich Thomas und Angelika mit einer E-Mail und einigen Terminvorschlägen bei der Therapeutin, da sie die Gespräche gern fortsetzen wollen.

1. und 2. Sitzung

In den nächsten zwei Sitzungen versucht die Therapeutin gemeinsam mit dem Paar, den Teufelskreis, in dem die beiden feststecken, auszumachen und das Muster zu normalisieren und zu unterbrechen. Angelika und Thomas sind in der Lage, zu erkennen, dass es normal ist, dass durch die geänderten Bedingungen Probleme entstanden sind: Das Homeoffice und die fehlende Kinderbetreuung zu Beginn der Pandemie haben beide überfordert und sie als Paar und Eltern vor besondere Herausforderungen gestellt. Die Beförderung und erhöhte Arbeitslast, die Thomas seit einem halben Jahr beruflich stemmen muss, haben nicht zur Entspannung des Alltags beigetragen, sondern das Ungleichgewicht in der Verwaltung des Familienmanagements aufrechterhalten. Thomas ist sich bewusst, dass Angelika mehr als bisher mit den familiären Care-Aufgaben betraut ist und die von ihm organisierte Unterstützung nicht die gewünschte Entlastung bringt. Angelika erkennt an, dass Thomas sich bemüht, für Ausgleich zu sorgen, aber emotional fühlt sie sich weiterhin vernachlässigt, was wiederum zu Lustlosigkeit führt und ihr sexuelles Begehren reduziert. Je mehr Thomas sie bedrängt, umso mehr zieht sie sich zurück. Je mehr Angelika sich über die Situation beklagt, desto unzulänglicher fühlt sich Thomas als Mann und Vater. Seine Position der Verteidigung wird immer wieder aktiviert und trifft so auf Angelikas klagenden Anteil. Dieser Teufelskreis ist beiden bewusst, lässt sich aber von ihnen allein durch das Erkennen, dass sie gerade in einer herausfordernden Zeit sind, nicht durchbrechen. Beide beschreiben, dass sie es kognitiv verstehen, sich aber emotional nichts daran ändert, dass sie sich vom Gegenüber nicht gesehen und verstanden fühlen. Auch das ein oder andere organisierte Zweierdate, von denen sie sich mehr gemeinsame Zeit, Leichtigkeit und tiefergehende Gespräche erhofft hatten, bringt keinen merkbaren Unterschied. Nach wie vor streiten sie und verstricken sich in gegenseitigen Vorwürfen.

3. und 4. Sitzung

Die Therapeutin entscheidet sich daher in dem vierten gemeinsamen Termin mit Thomas und Angelika, nach Anteilen des Paares zu suchen, die besonders beziehungshinderlich und besonders beziehungsförderlich sind. Zu diesem Zweck versucht die Therapeutin, Angelika und Thomas für die Idee von Persönlichkeitsanteilen zu gewinnen, und erklärt ihnen, dass jede Person zwar ein stabiles Kernselbst, darüber hinaus aber viele unterschiedliche Seiten bzw. Anteile hat, die sich je nach Kontext aktivieren. Diese Seiten seien vielfältig, unterschiedlich und meist sogar widersprüchlich. Wenn wir in diesem Sinne als quasi multiple Persönlichkeiten verstanden werden können, seien wir genau genommen auch in einer Partnerschaft nicht mit einer Person zusammen, sondern in der einen Person mit vielen. Die wichtigste Idee, die sie Angelika und Thoms in dieser Sitzung zur Verfügung stellen will, ist der Unterschied zwischen »Du« und »eine Seite von dir«. Die Therapeutin lädt das Paar daraufhin ein, dass beide für sich die zwei gängigsten Vorwürfe, die die andere Person ihnen macht, auf einen Zettel schreiben. Was fällt ihnen spontan ein?

Thomas hat folgende Vorwürfe, die er von Angelika kennt, aufgeschrieben und liest sie vor: »Du bist mit allem unzufrieden! Dir kann man es nie recht machen! Du bist ein Nimmersatt im Aufmerksamkeit-Heischen!« Angelika folgt danach mit den drei gängigsten Anschuldigungen, die sie von Thomas kennt: »Nie gehst du auf meine Wünsche ein! Du willst mich nicht verstehen! Du hörst mir ja gar nicht richtig zu!«

In einem nächsten Schritt bittet die Therapeutin das Paar, zu bedenken, dass das unerwünschte Verhalten ja nur von einer Seite des Partners oder der Partnerin gezeigt werde. Der Vorwurf müsse demnach auch an diese eine spezielle Seite adressiert werden. Die Therapeutin denkt laut nach und spricht dabei aus: »So müsste aus ›Du bist mit allem unzufrieden!‹ der Satz: ›Eine Seite von dir ist mit meiner Unterstützung unzufrieden!‹ werden. Wie klingt denn das, Thomas?« Thomas antwortet, es würde sich deutlich anders anfühlen. Es wäre zwar immer noch bitter, dass seine Hilfe nicht als ausreichend angesehen werde, aber er könne die Kritik so besser nehmen. Die Therapeutin wendet sich nun Angelika zu: »Und wie klingt es für Sie, Angelika, wenn statt: ›Nie gehst du auf meine Wünsche ein!‹ der Satz ›Eine Seite von dir scheint meine Wünsche zu ignorieren!‹ ausgesprochen wird?« Angelika nickt. Sie kann erkennen, dass dies anders wirkt – sich anders anfühlt. Die Therapeutin lädt das Paar am Ende der Sitzung ein, diese neue Sichtweise und die damit verbundene Sprache bis zur nächsten Sitzung auszuprobieren und einzuüben.

5. Sitzung

Angelika und Thomas kommen zur nächsten Sitzung, dem fünften Termin, in entspannterer Stimmung. Sie erzählen der Therapeutin, dass die neue Sichtweise, dass es viele Angies und viele Thommys in der Beziehung gebe, wieder mehr Humor in ihre Gespräche gebracht habe. Angelika spricht aus, dass sie es besser aushalten könne, dass Thomas lediglich eine Seite von ihr als undankbar betrachte, aber nicht sie als gesamte Person, und es viele andere Seiten an ihr gebe, die er noch liebe – und es tue ihr einfach gut, das wieder zu wissen. Beide sitzen heute wieder Seite an Seite auf dem Sofa. Die Therapeutin ist gespannt, welche beiden Seiten des Paares heute hier sind und fragt entsprechend nach. »Die Bekömmlichen«, schmunzelt Thomas und nimmt die Hand seiner Frau. »Und trotzdem aktivieren sich immer wieder auch die schwierigen Seiten. Wir kommen davon nicht so richtig los«, ergänzt Angelika und schaut ratlos zu Thomas und dann zur Therapeutin, die die Pause nutzt, um mit einer weiteren Intervention zur Teilearbeit fortzusetzen:

»Wir sind uns also einig, dass hier mehrere Angelikas und mehrere Thomas' im Spiel sind. Ich zeige Ihnen mal auf dem Flipchart, wie ich das meine. Also, Angelika und Thomas haben jeweils ein Kernselbst, so einen Teil Ihrer Identität, der stets gleichbleibt. Schließlich gehen Sie abends schlafen und wissen, dass Sie Angelika bzw. Thomas sind, und Sie wachen morgens auf und wissen das immer noch. Aber darüber hinaus gibt es offenbar unterschiedliche Anteile Ihrer jeweiligen Persönlichkeit, die verschiedene Auswirkungen auf die Beziehung haben. Und es scheint eine Seite von Angelika zu geben, die besonders förderlich ist für die Beziehung (A1) und eine Seite von Thomas, die besonders förderlich ist für die Beziehung (B1). Würden Sie mir diese Seiten mal beschreiben?«

Angelika überlegt und meint, ihre besonders förderliche Seite wäre ihre Fürsorglichkeit und Thomas nennt als seine bekömmliche Seite seine Ruhe und Ausgeglichenheit. Gemeinsam mit der Therapeutin braucht das Paar etwas, um die Seiten passend und affektgeladen zu benennen. Schließlich einigen sich darauf, sie als »die fürsorgliche Seite« und »die ausgeglichene, in sich ruhende Seite« zu bezeichnen. Beide bestätigen, dass sie die Seite des anderen gut kennen. Angelika beschreibt, dass sie Thomas' bekömmliche Seite besonders in der unsicheren Zeit der vielen Operationen und Krankenhausaufenthalte ihres Sohnes kennen- und lieben gelernt habe. Thomas habe sie in dieser herausfordernden Zeit, in der sie viele Ängste und Sorgen verspürt habe, immer beruhigen können. Mit ihm gemeinsam habe sie das Gefühl gehabt, alles würde wieder gut werden. Auch Thomas erzählt, dass er Angelikas fürsorgliche Seite jedes Mal wieder besonders wohlwollend wahrnehme. Sie habe eine besondere

Gabe, das Eigenheim zu einem Wohlfühl-Ort zu machen, in der Art, wie sie Dinge dekoriere, wie sie mit den Kindern umgehe. Wenn er Nöte bei der Arbeit habe, hätte sie stets ein offenes Ohr und einen frisch gebackenen Kuchen für ihn. Angelika schmunzelt und meint verlegen und ein bisschen errötend, dass sie es schön finde, dass er ihre Backkünste erwähne. Backen mache sie wirklich besonders gern und freue sich, wenn andere an Süßem Spaß hätten.

Die Therapeutin geht nun weiter zu den beziehungshinderlichen Seiten: »Und dann scheint es eine Seite von Angelika zu geben, die eher hinderlich ist für die Beziehung (A2) und eine Seite von Thomas, die eher hinderlich ist für die Beziehung (B2). Mit welchen Eigenschaftswörtern oder Metaphern würden Sie diese Seite am besten beschrciben? Angelika, Sie die Ihren und Thomas, Sie die Ihren.«

Angelika nennt als ihre hinderliche Seite, jene, die verkannt ist und klagt. Sie bezeichnet sie als »die verkannte Klägerin«. Thomas nickt und blickt gedrückt zu seiner Frau. Ja, diese Seite kenne er auch gut. Sie mache ihm sehr zu schaffen. Diese Seite sei nicht zufriedenzustellen. Als seine hinderliche Seite beschreibt Thomas »den frustrierten Logiker«, der auf der Verhaltensebene diszipliniert und effizient immer nach einer Lösung suche. Wenn diese nicht angenommen werde, würde er sich frustriert in noch mehr Argumenten verstricken und versuchen, Angelikas Klägerin zu übertönen. Die beiden schmunzeln. Ja, diese beiden Seiten seien sehr oft im Vordergrund in der letzten Zeit. Da ist sich das Paar einig. Wenn diese beiden Anteile aufeinandertreffen und sich ungezügelt einander zumuten, dann käme es zu einem Feuerwerk der negativen Emotionen.

Die Therapeutin lädt das Paar nun ein, sich vorzustellen, wie ein Gespräch aussehen würde, wenn Angelika auf »den frustrierten Logiker« nicht mit »der verkannten Klägerin« antworten würde, sondern stattdessen ihre »fürsorgliche Seite« hinschicken würde. Die Therapeutin sieht, wie sich die Augen von Angelika weiten und sie überrascht nachdenkt. Sie nickt ganz langsam mehrmals mit dem Kopf. Und dann lädt die Therapeutin auch Thomas dazu ein, sich vorzustellen, er würde auf »die verkannte Klägerin« mit seiner Seite »des ausgeglichenen, in sich Ruhenden« antworten. Was würde diese Seite zu ihr sagen?

Die beiden erhalten die Aufgabe, ihre bekömmlichen und hinderlichen Seiten bis zur nächsten Sitzung zu beobachten und zu überprüfen, ob sich dieses Modell, das am Flipchart entwickelt wurde, im richtigen Leben bestätigt. Die Therapeutin bittet Angelika und Thomas außerdem, wahrzunehmen, was passiert, wenn beide versuchen, in den kommenden Konfliktsituationen eine andere Seite von sich dazuzuholen. Sie gibt als weitere Aufgabe mit, zu überlegen, wie es jedem von ihnen gelingen kann, die bekömmliche Seite des anderen auch vermehrt einzuladen.

6. Sitzung
Angelika und Thomas kommen fünf Wochen später zur nächsten Sitzung. Sie berichten, dass die letzte Stunde gutgetan habe. Oft würde es ihnen gelingen, zu erkennen, dass sich die beiden hinderlichen Seiten wieder in die Haare bekommen. Manchmal könnten sie dann auch aus dem Streit aussteigen. Doch an den meisten Tagen erlebe es besonders Angelika als unmöglich, »die verkannte Klägerin« zur Seite zu stellen. Sie dränge sich mit einer solchen Intensität in den Vordergrund, als wolle sie andere verletzliche Seiten vor Thomas verteidigen. Es sei ihr in solchen Momenten unmöglich, aus dieser Seite auszusteigen. Nach dieser Beschreibung fragt die Therapeutin in einem ersten Schritt nach jenen erinnerten Situationen, in denen es dem Paar bereits gelungen ist, aus dem Muster auszusteigen. Das Paar erzählt mit viel Humor einige Streitszenen, aus denen sie ganz wunderbar ausgestiegen sind: Mal wurde von »der fürsorglichen Seite« ein Stück Kuchen serviert, was Thomas sehr zum Lachen gebracht habe, weil er den Wink mit dem Zaunpfahl verstanden habe, seinem »frustrierten Logiker« mal das Maul zu stopfen und ihn zum Schweigen zu bringen, mal wurde »der verkannten Klägerin« statt vieler Worte eine Umarmung von Thomas' »ausgeglichener Seite« angeboten.

In einem zweiten Schritt nimmt die Therapeutin die Erzählung von Angelika noch einmal auf. Sie schließt an deren Worte an, dass sie manchmal das Gefühl habe, die hinderliche Seite würde andere Seiten schützen wollen. Die Therapeutin stellt dem Paar eine weitere Intervention vor, die das Streitmuster und die erlebten Anteile noch verständlicher machen könne, und beginnt zu erklären: »Wissen Sie, jeder Mensch hat Vulnerabilitäten, die wie Wunden in uns ruhen, meist sind diese in der Vergangenheit entstanden, und dazu passende Abwehr- und Schutzmechanismen.« Parallel dazu zeichnet sie auf einem Flipchart-Papier zwei Kreise auf, die für Person A (Angelika) und Person B (Thomas) stehen. Sie unterteilt die Kreise mit jeweils einer horizontalen Linie und trägt einmal »S« oberhalb der Linie und darunter »V« ein und in den zweiten Kreis »V« oberhalb der Linie und

»S« unterhalb der Linie. Die Therapeutin fährt fort: »Manchmal passiert es, dass das Schutzverhalten des einen genau in die Verletzung des anderen trifft, dann aktiviert sich das Schutzverhalten des Partners und trifft wiederum in die Vulnerabilität des anderen. Oft nehmen wir das Schutzverhalten des anderen nicht als Schutzverhalten wahr, sondern als eine Art Vorwurf oder Angriff. Aber wenn wir dahinter schauen, dann verbirgt sich da meist eine Sehnsucht oder ein Wunsch. Das ist genau das, was Angelika beschrieben hat: ›Die verkannte Klägerin‹ versucht eine andere Seite zu schützen. Aber sobald sie loslegt, kommt das bei Thomas natürlich nicht als Schutzverhalten, sondern als Angriff an und trifft in seine Verletzlichkeit.« Sie zeichnet einen Pfeil nach rechts ausgehend von der Halbkugel aus Angelikas Kreis, in der »S« für Schutzmechanismus vermerkt ist, hinführend zu Thomas' Kreis und zum »V« für Vulnerabilität.

In dieser Einheit erarbeitet das Paar mit der Therapeutin, dass Angelikas Schutzverhalten von Thomas als klagende, vorwurfsvolle und gefühlskalte Kampffigur wahrgenommen wird. Diese treffe bei ihm in eine schmerzvolle Wunde, die ihm das Gefühl gebe, nicht zu genügen, unzulänglich zu sein, zu versagen und inkompetent zu wirken. Daraufhin aktiviere sich Thomas' Schutzverhalten. Das versuche nun, die Vorwürfe wegzuwischen und auch Thomas' verletztem Anteil zu zeigen, dass dies doch alles gar nicht stimme. In diesen Reaktionen wird er von Angelika als unterkühlt, rechthaberisch, ignorant und verbohrt beschrieben. Er käme ihr vor wie ein herzloser Roboter, der immer und immer wieder dasselbe antworte. Dies treffe tief in ihre Verletzlichkeit. Sie würde sich unverstanden, einsam, ungeliebt und dumm fühlen.

Die beiden können unter Anleitung der Therapeutin erkennen, dass sich hinter den Vorwürfen eigentlich Sehnsüchte und Wünsche an die andere Person verbergen. Der Vorwurf »Du bist ein gefühlskalter Egoist und unterstützt mich nie!« könnte umgeschrieben werden in: »Bitte fühl dich in meine Welt ein und versuche die Lage mal aus meinen Augen zu betrachten.« Der Vorwurf »Dir kann man es einfach nie recht machen. Du bist undankbar!« ist ein missglückter Wunsch nach: »Ich fühle mich überfordert. Bitte erkenne mein Bemühen.«

7. und 8. Sitzung

In den weiteren Sitzungen berichten Thomas und Angelika, dass die Streitigkeiten weniger intensiv und weniger oft vorkommen. Beiden ist dennoch bewusst, dass die verletzten Seiten große Macht über sie beide haben und schnell wieder die Kämpferin und den Roboter aktivieren können. Beide wünschen sich ein Verstehen dieser Seiten/Anteile, um einen besseren Umgang mit ihnen finden zu können – für sich selbst und füreinander. In zwei berührenden biografischen Arbeiten, bei denen einmal Thomas über seine Familie und seine biografische Werdung berichtet und Angelika wohlwollend und aufmerksam zuhört sowie dann in umgekehrter Besetzung, zeigen sich bei beiden tief eingeprägte Glaubenssätze und Ängste. Durch das Zuhören, wie die Therapeutin die Entstehung dieser Seiten und deren ursprünglichen Nutzen erfragt, können Thomas und Angelika ein erweitertes Verständnis für sich selbst und das Gegenüber entwickeln.

Thomas wurde als zweiter Sohn in eine bürgerliche Familie geboren. Sein um drei Jahre älterer Bruder kam gehörlos und mit einer Intelligenzminderung zur Welt. Der Vater setzte von Beginn an all seine Erwartungen in Thomas, der das Familienunternehmen übernehmen sollte. Daher wurden von diesem von klein auf gute Leistungen und Disziplin erwartet. Je mehr sich Thomas bemühte, den Wünschen seines Vaters zu entsprechen, umso mehr forderte dieser. Thomas hatte schon als Kind das Gefühl, er könne die Erwartungen der Eltern nie erfüllen. Oft lag er weinend abends im Bett, weil die gute Zensur in Mathematik nicht gut genug für seine Eltern war und es Schelte statt Lob gegeben hatte. Als er älter wurde, verbot ihm sein Vater in solchen Fällen auszugehen oder sportliche Aktivitäten am Wochenende. Er solle lieber lernen und in der Firma mithelfen. Thomas begann daraufhin zu erklären und zu argumentieren, weshalb sich beides gut miteinander vereinbaren ließe. Manchmal zeigte sich der Vater beeindruckt von Thomas' Eloquenz und Beweisführung und ließ ihn gewähren.

Angelika kannte wohl die Erzählungen über die hohen Erwartungen der Eltern an Thomas und auch deren Wunsch, dass er das Familienunternehmen hätte übernehmen sollen. Was er dann letztendlich aber nicht getan hatte, weil die Firma noch während Thomas' Studienzeit zu einem guten Preis verkauft werden konnte. Thomas war darüber damals sehr erleichtert und hatte seinem Vater gut zugeredet, das Angebot für die Firma anzunehmen. Der Deal ermöglichte ihm und seinen Nachkommen ein gutes, entspanntes Leben. Für Angelika war an der Erzählung neu, wie stark Thomas den Druck als Kind und Jugendlicher verspürte. Davon ist sie sichtlich bewegt. Es war ihr nicht klar gewesen, wie oft er sich unzulänglich und nicht gut genug gefühlt habe. Dass dieses alte Gefühl durch ihre Anforderungen an ihn wieder aktiviert wurde, macht sie betroffen. Sie versichert ihm mehrmals, dass sie sich keinen anderen Mann an ihrer Seite wünschen würde und wisse, dass er ein guter Partner sei.

In der Folgestunde zeigt sich Angelika in einer biografischen Arbeit. Dabei wird dem Paar deutlich, woraus die Seite der verkannten Klägerin gespeist wird. Angelika ist die Älteste von sechs Geschwistern. Von klein auf hat sie bei der Pflege und Betreuung der jüngeren Brüder und Schwestern mitgeholfen. Ihr Vater war kurz vor der Geburt der jüngsten Schwester bei einem Autounfall ums Leben gekommen. Die Witwen- und Waisenrente reichte nicht aus, um mit ihr allein die große Familie zu unterhalten, sodass die Mutter fortan viel arbeiten musste. Sie wollte ihren Kindern eine gute Ausbildung ermöglichen. Angelika lernte fleißig für die Schule, sie kochte, wusch und bügelte. Sie fütterte und wickelte. Spielte und korrigierte Hausaufgaben. Sie tröstete bei Streitigkeiten und trocknete die Tränen der Geschwister. Sie sangen und lachten. Zusammen gingen sie durch dick und dünn. Jeder in der Familie hatte seine Aufgaben, das war anstrengend, aber die Arbeiten waren immer gerecht aufgeteilt. Die Mutter hielt Angelika stets dazu an, die Schule gut zu meistern. Sie wünschte sich so sehr, dass Angelika studiere, um später ein einfacheres Leben zu haben, eines, das mehr Komfort und Leichtigkeit beinhaltet. »Du bist meine Gescheite. Du wirst es weit bringen, mein Schatz! Auf dich wartet ein wunderbares Leben«, sagte sie oft am Abend zu Angelika, wenn sie beide noch in der Küche saßen und Angelika über ihren Hausaufgaben brütete, während ihre Mutter das Geschirr abwusch. Das Mädchen wollte dem Zukunftsbild der Mutter, die ihre persönlichen Wünsche und Träume für ihre sechs Kinder hintangestellt hatte, unbedingt entsprechen. Angelika wollte für sich selbst das sprichwörtliche gute Leben und damit all ihre Anstrengungen der jungen Jahre belohnt sehen.

Als Angelika erkennt und ausspricht, dass sie sich vom Schicksal um das »gute Leben« betrogen fühlt, das sie glaubt, mit ihrer harten Arbeit verdient zu haben, weint sie bitterlich. Thomas nimmt sie in den Arm. Er hält sie liebevoll, in sich ruhend und wortlos. Er nimmt wahr, dass Worte der Beschwichtigung fehl am Platz sind. Es gelingt ihm, sie einfach in ihrem Schmerz zu halten und auszuhalten – *und* sich nicht angegriffen und verantwortlich zu fühlen. Die Therapeutin unterstützt dies indem sie zusammenfasst, dass manchmal die Lebensumstände, das Schicksal, eine

Pandemie das hart Erarbeitete ins Wanken bringen. Durch die veränderten Bedingungen sah sich Angelika plötzlich wieder gefangen in der Wohnung, mit all der Hausarbeit, den beruflichen Verpflichtungen – zurückgeworfen in die schwere Zeit der Jugend, als sie auf viele Freuden verzichtete, um dafür später mit dem guten Leben belohnt zu werden. Und nun, später, hat sie das Gefühl, sie hätte das Gute wieder verloren. »Wir hatten ein gutes Leben und wir werden es wieder zurückbekommen«, sagt Thomas ganz ruhig. »Und weißt du, was das Beruhigende ist, wir sind diesmal zu zweit. Du musst es nicht allein machen.«

Nach dieser Sitzung war der Auftrag für die Paartherapie eigentlich erledigt. Der guten Ordnung halber einigten sich die beiden mit der Therapeutin noch auf eine Abschlussstunde.

Abschlusssitzung

In der letzten Sitzung wurde von der Therapeutin das Ziel evaluiert, das Gelungene gewürdigt und die Nachhaltigkeit des Erreichten gesichert: Was wussten/konnten Angelika und Thomas jetzt, was ihnen bei einer Engführung in der Zukunft helfen würde, von ganz allein wieder in die grüne Zone zu kommen? Nachdem die entsprechenden Antworten gefunden waren, wurde das paartherapeutische Setting von Paar und Therapeutin gemeinsam für beendet erklärt.

Wir wünschen dir viel Spaß bei deiner Arbeit mit Paaren!

Kathi Henz und Claudia Bernt

Literatur

Arentewicz, G., Schmidt, G. (Hrsg.) (1993). Sexuell gestörte Beziehungen. Konzept und Technik der Paartherapie (3., bearb. Aufl.). Stuttgart: Enke.

Clement, U. (2001). Systemische Sexualtherapie. Zeitschrift für Sexualforschung, 14, 95–112. Zugriff am 05.09.2023 unter https://www.ulclement.de/wp-content/uploads/attachments/SystemischeSexualtherapie.pdf

Clement, U. (2014). Systemische Sexualtherapie. Stuttgart: Klett-Cotta.

Clement, U. (2016). Systemische Sexualtherapie. Stuttgart: Klett-Cotta.

Clement, U. (2016/2017). Unveröffentlichte Seminarunterlagen. Curriculum Systemische Sexualtherapie, Heidelberg.

Clement, U. (2018). Dynamik des Begehrens. Systemische Sexualtherapie in der Praxis (2. Aufl.). Heidelberg: Carl-Auer.

De Shazer, S. (2019). Der Dreh: überraschende Wendungen und Lösungen in der Kurzzeittherapie (14. Aufl.). Heidelberg: Carl-Auer.

Eck, A. (2016). Curriculum systemische Sexualtherapie, Modul »Männlichkeit und Weiblichkeit in der Sexualtherapie«, März 2016, Heidelberg.

Groinig, Th. (2015). Umarmung bis zur Entspannung. Blog. Zugriff am 07.08.2023 unter https://www.biopsychosozial.at/blog/umarmung-bis-zur-entspannung

Jacobson, N. S., Christensen, A. (1996). Acceptance and change in couple therapy: A therapist's guide to transforming relationships. New York, NY: Norton.

Johnson, S. M. (2009). Die Praxis der emotionsfokussierten Paartherapie: Verbindungen herstellen. Paderborn: Junfermann.

Hendrix, H. (2009). So viel Liebe, wie du brauchst. Der Wegbegleiter für eine erfüllte Beziehung. Dörfles: Götz.

Kehlet-Lins, K. (2021). Unveröffentlichte Seminarunterlagen. »Systemische Sexualtherapie III –Männlichkeit und Weiblichkeit in der Sexualtherapie, 13.–15.09.2021, Heidelberg.

Levold, T., Wirsching, M. (2020). Systemische Therapie und Beratung – das große Lehrbuch (3. Aufl.). Heidelberg: Carl-Auer.

Lindemann, H. (2023). Systemisch-lösungsorientierte Gesprächsführung in Beratung, Coaching, Supervision und Therapie (3., erw. und aktual. Aufl.). Göttingen: Vandenhoeck & Ruprecht.

Luborsky, L., Singer, B., Luborsky, L. (1975). Comparative studies of psychotherapies: Is it true that »everyone has won and all must have prizes«? Archives of General Psychiatry, 32 (8), 995–1008.
Ludewig, K., Pfliegler, K., Wilken, U., Jakobskötter, G. (1983). Entwicklung eines Verfahrens zur Darstellung von Familienbeziehungen: Das Familienbrett. Familiendynamik, 8 (3), 235–251.
Maß, R., Bauer, R. (2016). Lehrbuch Sexualtherapie. Stuttgart: Klett-Cotta.
Neuberger, S., Lenz, C., Seidler, I. (2020). Systemische Familientherapie. Wien: Facultas.
Retzer, A. (2011). Systemische Paartherapie. Konzepte – Methode – Praxis (4. Aufl.). Stuttgart: Klett-Cotta.
Retzer, A. (2014). Unveröffentlichte Seminarunterlagen. VPA-Fachtagung 2014: »Paare in Bewegung«, 2.–4.10.2014, Wien.
Satir, V. (1975). Selbstwert und Kommunikation. Familientherapie für Berater und zur Selbsthilfe. München: Pfeiffer.
Scheinkman, M., Fishbane, M. D. (2004). The vulnerability cycle: Working with impasses in couple therapy. Family Process, 43 (3), 279–299.
Schlippe, A. von, Schweitzer, J. (1996). Lehrbuch der systemischen Therapie und Beratung. Göttingen: Vandenhoeck & Ruprecht.
Schlippe, A. von, Schweitzer, J. (2016). Lehrbuch der systemischen Therapie und Beratung. Band 1: Das Grundlagenwissen (3., unerveränderte Aufl.). Göttingen: Vandenhoeck & Ruprecht.
Schmidt, G. (2010). Liebesaffären zwischen Problem und Lösung. Hypnosystemisches Arbeiten in schwierigen Kontexten. Heidelberg: Carl-Auer.
Schmidt, G. (2016). Hypnosystemische und hypnotherapeutische Techniken. In T. Levold, M. Wirsching (Hrsg.), Systemische Therapie und Beratung – das große Lehrbuch (2. Aufl., S. 261–268). Heidelberg: Carl-Auer.
Schnarch, D. (2016). Die Psychologie sexueller Leidenschaft. Stuttgart: Klett-Cotta.
Schulz von Thun, F. (1981). Miteinander reden. Band 1: Störungen und Klärungen. Psychologie der zwischenmenschlichen Kommunikation. Reinbek b. Hamburg: Rowohlt.
Staemmler, F. M. (1995). Der leere Stuhl. Ein Beitrag zur Technik der Gestalttherapie. München: Pfeiffer.
Stierlin, H. (1997). Der Begriff »Individuation« in systemischer Sichtweise. In L. Reiter, E. J. Brunner, S. Reiter-Theil (Hrsg.), Von der Familientherapie zur systemischen Perspektive (2., vollst. überarb. Aufl., S. 19–40). Berlin et al.: Springer.
Tomm, K. (2018). Die Fragen des Beobachters. Schritte zu einer Kybernetik zweiter Ordnung in der systemischen Therapie. Heidelberg: Carl-Auer.
Watkins, J. G. (1971). The affect bridge: A hypnoanalytic technique. International Journal of Clinical and Experimental Hypnosis, 19 (1), 21–27. https://doi.org/10.1080/00207147108407148